经 方 医 学

第三卷

〔日〕江部洋一郎　和泉正一郎　著

徐文波　译

学苑出版社

图书在版编目（CIP）数据

经方医学. 第 3 卷 /〔日〕江部洋一郎,〔日〕和泉正一郎著;
徐文波译. —北京：学苑出版社，2010.10(2021.1 重印)
ISBN 978-7-5077-3672-4

Ⅰ.①经… Ⅱ.①江…②和…③徐… Ⅲ.①伤寒论-经方-
临床应用②金匮要略方论-经方-临床应用 Ⅳ.①R222

中国版本图书馆 CIP 数据核字(2010)第 206836 号

责任编辑：付国英
出版发行：学苑出版社
社　　址：北京市丰台区南方庄 2 号院 1 号楼
邮政编码：100079
网　　址：www.book001.com
电子信箱：xueyuanpress@163.com
电　　话：010-67603091(总编室)、010-67601101(销售部)
印 刷 厂：山东百润本色印刷有限公司
开本尺寸：880×1230　1/32
印　　张：7
字　　数：157 千字
版　　次：2010 年 12 月第 1 版
印　　次：2021 年 1 月第 8 次印刷
定　　价：38.00 元

目　录

・1・

葛 根 汤

条文

第31条　太阳病，项背强几几，无汗，恶风，葛根汤主之。

方　葛根四两　麻黄三两去节　桂枝二两去皮　生姜三两切　甘草二两炙　芍药二两　大枣十二枚擘

上七味，以水一斗，先煮麻黄、葛根，减二升，去白沫，内诸药，煮取三升，去滓，温服一升，覆取微似汗。

第32条　太阳与阳明合病者，必自下利，葛根汤主之。

第33条　太阳与阳明合病，不下利，但呕者，葛根加半夏汤主之。

《金匮·痉湿暍病脉证第二》

第13条　太阳病，无汗，而小便反少，气上冲胸，口禁不得语，欲作刚痉，葛根汤主之。

参考：第1条　太阳之为病，脉浮，头项强痛而恶寒。

含有葛根的处方

	葛根汤	桂枝加葛根汤	葛根芩连汤	奔豚汤	竹叶汤
葛根	四两	四两	八两	五两	三两
麻黄	三两				
桂枝	二两	二两			一两
芍药	二两	二两		二两	
甘草	二两	二两	二两	二两	一两
生姜	三两	三两		四两	五两
大枣	十二枚	十二枚			十五枚
黄芩			三两	二两	
黄连			三两		
芎藭				二两	
当归				二两	
		（葛根加半夏汤）			
半夏	半升			四两	
李根皮				一升	
竹叶					一把
防风					一两
桔梗					一两
人参					一两
附子					一枚

葛根

《本经》中品：味甘平。治消渴。身大热。呕吐诸痹。起阴气。解诸毒。葛谷治下利十岁已上。

《别录》中品：无毒。主治伤寒中风头痛，解肌发表出汗，开腠理，疗金疮，止痛，胁风痛。生根汁，大寒，治消渴，伤寒壮热。白葛，烧以粉疮，止痛断血。叶，主金疮，止血。花，主消渴。

功效：

（图1）

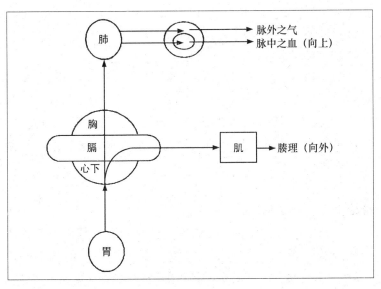

图1

① 生胃津。补肌气之津，脉外之气之津，从而可滋润肌、肉、筋。

《本经》："治消渴"，"起阴气"。

② 促使胃的气津从胃外达→肌→腠理，从胃外达→脉外之气→腠理，并在此过程中驱除肌、肉、筋的邪和热。

《本经》："治身大热"，"治诸痹"。

《别录》："主治伤寒中风"，"解肌发表出汗"，"开腠理"。

（瓜蒌根也具有生胃津的作用，但不能外达腠理。瓜蒌根使膈的出入顺畅而达到滋润肌部的功效。）

③ 使胃的气津快速外达肌部，同时上引至肺、心、心包。其作用结果可治疗因胃气过度向下而引起的下利，并可治疗因胃气过度行于肾超越了肾的气化能力而上冲的奔豚。

《本经》："治呕吐"，"葛谷治下利十岁已上"。

④ 使膈的出入顺畅。

《别录》记载葛根"治胁风痛"，提示其与瓜蒌根同样，可调整膈的出入。

⑤ 从"治诸痹"、"疗金疮（外伤）"、"止痛"及催乳等作用可知，葛根具有将胃的气津与脉中之血、脉外之气相接续的作用。

◆**治诸痹，疗金疮**

在《本经》中具有治痹作用的药物很多，其中一部分属于祛湿利水药物，例如术、泽泻、薏苡仁、车前子等。在《本经》和《别录》两部书中，在治痹的同时具有疗金疮，续筋等作用的药物有牛膝、干地黄、独活、防风、吴茱萸、（厚朴）、萆薢、附子、泽兰等。

其中在《别录》中记载了萆薢具有治"关节老血"；在本经中记载了泽兰具有治"骨节中水"的特殊功效。包括葛根在内，具有治痹、疗金疮、续筋等作用的部分药物在治痹的同时还具有通络作用。葛根引导胃气行于上方的心、心包（第③项作用）和生胃津（第①项作用）的综合功效，使胃津运送到肌、筋、肉及腠理，在发挥滋润作用的同时，通过与其他药物的配伍组合又能祛除肌、筋、肉中之湿。

◆**通腠理，开腠理**

　　葛根与桂枝同样，作用方向为向外和向上。与桂枝所不同的是，葛根具有生胃津作用，并能将胃津散布到脉中之血、脉外之气及肌气、皮气、腠理。

　　通腠理加强了腠理在皮部间的平行运行，开腠理加强了腠理在皮部、肌部的垂直运行。二者的含义有所不同。（图2）

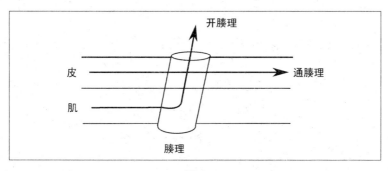

图2

　　在《本经》、《别录》的记载中，麻黄、防己具有"通腠理"的作用，葛根、吴茱萸具有"开腠理"的作用。就桂枝而言，在菌桂、牡桂、桂中均未谈及其对腠理的作用，仅记载为"出汗"作用，勉强归类的话，桂枝具有开腠理作用。

　　服用甘草附子汤（甘草二两，炮附子二枚，白术二两，桂枝四两）后，没有热粥之助也能"得微汗"，说明附子具有开腠理作用。桂枝汤用了三两桂枝、三两生姜，甘草附子汤用了四两桂枝、二枚附子，桂枝和附子这二味药推动脉外之气的作用很强，因此腠理开而汗出。桂枝汤中仅用桂枝、生姜，其开腠理作用较弱，故需食热粥助胃气，加温以提高外达之力。而在桂枝加葛根汤中，无需热粥之助即可外达。

桂枝、附子、葛根具有各不相同的开腠理作用。（图3）

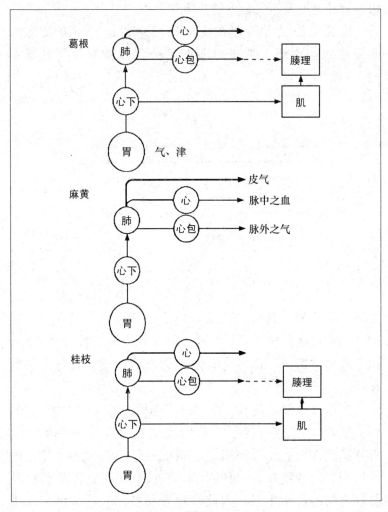

图3

为加强外达发汗作用，可将以下二味或三味药物配伍使用。

桂枝＋麻黄
桂枝＋葛根
桂枝＋附子　　　　增强开腠理、外泄、发汗的力量。
桂枝＋麻黄＋葛根
麻黄＋附子

◆葛根与项背强

《本经》所载葛根的功效为"治消渴，身大热，呕吐诸痹，起阴气，解诸毒，葛谷治下利十岁已上。"并没有特别提及"治项背强"。当供应到筋肉的津液出现某种程度的不足时，在不足程度严重的部位即出现"强"（僵硬）。人体形体构造上，项背部最易受津液不足的影响，故津液不足易导致"项背强"。局部津液供给障碍的原因有两方面，一是津液不足，二是湿邪造成了津液供给障碍。

① 胃津不足→⌈肌津不足　　⌉→筋肉之津不足→强（僵硬）
　　　　　　⌊脉外之津不足⌋

② 湿邪存在于肌、筋、肉的卫分，造成肌、筋、肉的津液供给障碍，由此导致筋、肉的津液不足而出现了"强"。

葛根的使用适应证不必是"项背强"。如《伤寒》、《金匮》使用葛根的五张处方中，葛根黄芩黄连汤、竹叶汤、奔豚汤这三张处方的条文中就没有"项背强"的症状。而且在欲作刚痉的葛根汤证中也并非表现为"项背强"而是表现为

"口噤不得语"。

参考：

桂枝去桂加茯苓白术汤中（第 28 条）中的"头项强痛"，是由于湿造成津液不能供应至颈项的筋部，从而产生了"项强"。因此"项强"也可由湿邪所致。

总论

葛根汤证、麻黄汤证、桂枝汤证中邪的对比

葛根汤证为风寒并重，麻黄汤证寒邪较重，桂枝汤证风邪较重。

葛根汤证：风邪≈寒邪
麻黄汤证：风邪＜寒邪
桂枝汤证：风邪＞寒邪

病邪所在之处

麻黄汤证为寒邪外束皮部、皮腠。桂枝汤证为风邪入侵肌部卫分。葛根汤证为寒邪外束皮部，同时风邪入侵筋部、肉部。（图 4）

太阳病桂枝汤证及麻黄汤证中有"头项强痛"，葛根汤证中有"项背强"或"口噤不得语"。"项背强"与"头项强"相比，强（僵硬）的范围大，程度重。由以上症候的差异可知，葛根汤证病邪的所在部位既不同于麻黄汤证的邪在皮部，也不同于桂枝汤证的邪在肌部。与此相反，在桂枝汤证和麻黄汤证中可能会出现"项强"，但绝不会发展为"项背强"或"口噤"。葛根汤证为寒邪外束皮部，

风邪从肌部入侵深及筋肉层面，故产生了"项背强"、"口噤"。

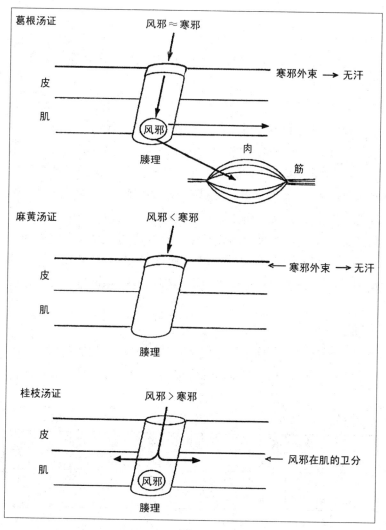

图4

```
病邪所在部位
    麻黄汤证──邪在皮部（头项强）⎫
    桂枝汤证──邪在肌部（头项强）⎬葛根汤证（项背强）
            邪在肉筋部        ⎭
```

（在部分桂枝汤证中，风邪也入侵并深及肉部，如阳明桂枝汤证。）

一般的太阳病为邪气入侵皮部或肌部，在正气鼓舞下展开了邪正斗争，或自然而愈，或用药治愈。在没有治愈转机的情况下，邪气由表传变入里，成为白虎汤证等。葛根汤证由于病邪的特殊性（风寒并重，尤其是风邪较盛），寒邪外束皮部，风邪深入到肌、肉、筋。但同样是葛根汤证，一般的葛根汤证与"欲作刚痉"的葛根汤证，在风邪的强弱上以及入侵筋肉的深度上有所不同。"欲作刚痉"表明筋、肉中的风邪强盛。病情很可能按着欲作刚痉→刚痉→痉病而发展并加重。

风邪的强弱
　　一般的葛根汤证：　　　　皮、肌（＋）　肉、筋（＋）
　　"欲作刚痉"的葛根汤证：皮、肌（＋）　肉、筋（＋＋）

处方解析

	葛根	麻黄	桂枝	芍药	甘草	生姜	大枣	杏仁
葛根汤	四两	三两	二两	二两	二两	三两	十二枚	/
桂枝汤	/	/	三两	三两	二两	三两	十二枚	/
麻黄汤	/	三两	二两	/	二两	/	/	七十个

葛根汤为风寒并重，故在桂枝汤的基础上加入麻黄、葛

根。葛根汤与麻黄汤相比，两方均使用了麻黄、桂枝、炙甘草，不同的是麻黄汤中用了杏仁，而葛根汤中用了芍药。杏仁和芍药，对肺和腠理均有肃降作用，因此麻黄、桂枝、芍药、甘草的组合又非常接近麻黄汤的方意。由上可知葛根汤基本就是桂枝汤＋麻黄汤再加入葛根。

葛根汤、麻黄汤、桂枝加葛根汤的对比

葛根、麻黄、桂枝的配伍组合可推动气血的运行

①葛根汤： 　　　　葛根四两　麻黄三两　桂枝二两

②麻黄汤： 　　　　　　　　麻黄三两　桂枝二两

③桂枝加葛根汤：葛根四两　　　　　桂枝二两

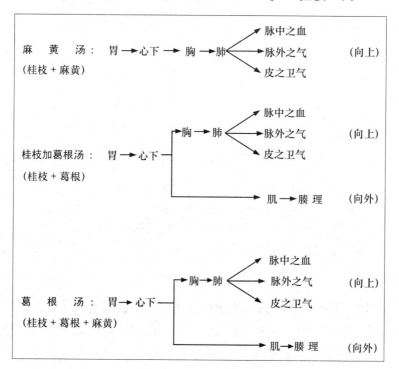

葛根与桂枝同样，作用方向为向上向外。麻黄的作用方向是向上。桂枝与葛根相配伍的话，向上向外之力得以增强；桂枝与麻黄、葛根相配伍的话，向上向外之力得以增强，尤其是向上的作用力得到加强。但麻黄与桂枝配伍后，作用趋势不向外，而是朝向上方的肺、心包、心。（图5）

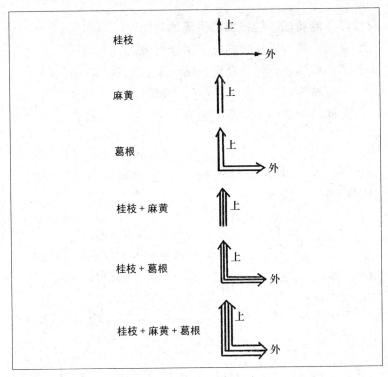

图5

桂枝、葛根、麻黄与芍药配伍促进气、血、津循行

由下可知，葛根汤向上、向外从两个方向强力推动胃气，其作用结果可推动脉中之血、脉外之气，推动皮的卫

气，推动肌气。并且促进脉中之血、脉外之气的回流，尤其加强了肌部气津及肌湿的回流。

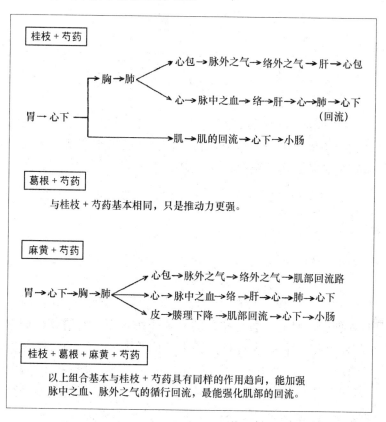

在促进胃气向上向外的力量上，桂枝加葛根汤强于桂枝汤。但因桂枝加葛根汤未使用麻黄，在促进肌部的循环回流上弱于葛根汤。

参考：脉外之气循行至络后，在体表外壳是由肌部回流路，在胸腹内部是通过三焦进行回收。

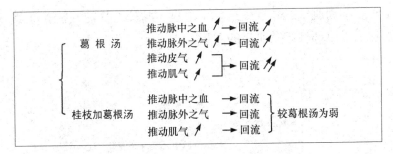

　　葛根汤通过推动脉外气津及肌部气津运行，使肌、筋、肉得以滋润；麻黄、芍药与葛根、芍药配伍组合又可促进肌部回流，从而可祛除肌、筋、肉中之湿。

　　桂枝加葛根汤可滋润肌、筋、肉，也可促进肌部回流，但作用较葛根汤为弱。

处方的补充说明

　　麻黄汤、桂枝汤、葛根汤、大青龙汤、小青龙汤等处方中，麻黄、桂枝与杏仁、芍药、石膏等肃降药物同时并用，从而使处方具有与各自相合的升降作用。而在所谓苓桂剂中（苓桂枣甘汤中桂枝四两、苓桂术甘汤中桂枝三两、桂苓五味甘草汤中桂枝四两），桂枝用到三～四两，没有并用芍药、杏仁等肃降药物。苓桂剂使用大量桂枝，并且不使用肃降药物，突出强调了桂枝的向上作用。

　　葛根汤证为肌、筋、肉中存在风邪，致使筋、肉中蕴热，筋、肉的津液供给恶化（不仅有燥证还有湿证）。葛根汤中平性的葛根用了四两，温性的桂枝只用了二两，以使津液供应到脉外之气及肌气。具有肃降性、内向性的芍药也只用了二两，突出了整个处方向上向外的作用特点。

条文解析

第31条　太阳病，项背强几几，无汗，恶风，葛根汤主之。

太阳病，风寒之邪存在于皮、肌、肉。因寒邪外束皮及皮腠，腠理闭塞，皮的卫气不得运行则"无汗"、"恶风"。在皮、肌、肉展开与风邪的邪正斗争，因皮腠关闭而内生郁热。此后的发展如下：

① 因皮腠关闭，肌、肉的郁热逐渐亢盛。郁热造成肌、肉、筋中津液干涸，项背部的筋、肉不得滋养。与风邪展开的邪正斗争在筋、肌、肉进行，又致使津液的供给愈发减少，造成"项背强"，脉呈"浮紧"。

② 因皮腠关闭，肌、筋、肉蕴热，肌中的肌气，筋、肉中的脉外之气无法从腠理外出，运行恶化而最终化为湿。湿阻碍了肌的气津、脉外气津向筋、肉供给。又因与风邪展开的邪正斗争在肌、筋、肉进行，津液向筋、肉的供给减少，无法滋养筋、肉则"项背强"。表现出"浮软（濡、缓）"的脉象。一般的葛根汤证多为第①种情况。

参考条文

第38条　太阳中风，脉浮紧，发热，恶寒，身疼痛，不汗出而烦躁，大青龙汤主之。（郁热）

第39条　伤寒，脉浮缓，身不疼，但重，乍有轻时，无少阴证者，大青龙汤发之。（湿）

由上可知，大青龙汤证可发展为郁热证和湿热证两种病态。在葛根汤证的条文中没有关于脉象的记载，我们必须意识到可能出现以上两种病变。

参考条文

《金匮·水气病脉证并治第十四》

第 25 条　里水，越婢加术汤主之。

第 23 条　风水，恶风，一身悉肿，脉浮，不渴，续自汗出，无大热，越婢汤主之。

《金匮·中风历节病脉证并治第五》

第 20 条　《千金方》越婢加术汤　治肉极，热则身体津脱，腠理开，汗大泄，厉风气，下焦脚弱。

审视这些条文，我们就能理解对湿热证和由热造成的燥证两个看似极端的病证，可用同一处方进行治疗。

葛根汤证 { ① 郁热所致燥证
　　　　 ② 湿（热）证

◆ **开腠理（补充说明）**

为保障体表之气（皮气、肌气、脉外之气）运行顺利，肺的宣散肃降作用，膈的出入作用，心的推动作用等必不可缺，而腠理的开合作用也非常重要。由于部分气从腠理外散，从而有助于气的运行。

皮气、肌气直接从腠理外散，从而有助于推动气的运行。部分脉外之气也从腠理外泄，气因而可尽达体表外壳各处。（图 6）

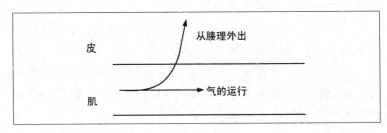

图 6

　　当腠理关闭无汗时，皮、肌、脉外之气的运行受到阻碍，郁热湿邪内生。从另一角度而言，气无法顺利运行时，必将在某些部位出现过剩。广义的气为"温暖流动的水"，过剩则发生病理变化，或蕴热或生湿而对人体造成损害。

①温暖　　→过剩　→热
②流动的水→不流动→湿

◆有关葛根汤证的"项背强"和麻黄汤证的"项强"

　　在葛根汤证中有"项背强"，在麻黄汤证中有"项强"，两证的共通之处在于寒邪外束，皮腠关闭。一般的葛根汤证，风邪存在于肌、筋、肉中且伴有郁热，从病初开始便出现了气津向筋、肉的供给恶化。具体而言，由于运行在肌部的气津及运行在筋肉深处的脉外气津的供给减少，故表现出"项背强"。

　　在麻黄汤证中，郁热虽在肌肉中逐渐生成，但风邪不存在于肌、筋、肉的层面，郁热亢盛之前肌津、脉外气津的供给可维持在一定水平，故只产生"项强"。当郁热亢盛，热使筋、肉中的津液枯竭，不仅气津的供给减少，络血向筋、肉、骨的供给也发生恶化，故出现了全身疼痛。如第35条"身疼，腰痛，骨节疼痛"。

　　在葛根汤证中，风邪不仅在肌部且深及筋、肉，故从疾病初期开始气津向筋、肉的供给就出现恶化，其程度不足以引起络脉不通。而在麻黄汤证中，寒邪外束皮部，邪气虽未及肌、筋、肉的深度，但亢盛的郁热使筋、肉部的气津枯竭至极，不仅引起津的供给不足，而且引起络不通，故出现了疼痛。

```
葛根汤证：邪在深部→筋、肉之津不足（＋）

                        ┌→筋、肉之津不足（＋＋）
麻黄汤证：郁热亢盛
                        └→络不通（＋）
```

◆**关于项、项背、身体的"强"**

　　桂枝汤证、麻黄汤证的共通病机在于肌热或肉热。因无汗麻黄汤证表现为肌部郁热，因自汗桂枝汤证表现为肌热，从而引起头项强痛。

```
麻黄汤：①无汗，肌中郁热→肉、筋郁热→肉、筋津液不足
         ②无汗，肌中湿热→肉、筋湿热→肉、筋津液不足
桂枝汤：自汗，肌中有热→肉、筋有热→肉、筋津液不足
```

　　项强是由于肉、筋的津液不足所致。

　　除头部外，项部位于最高处，最易受津液不足的影响。其次易受影响的是背部（筋、肉的数量较多）。胸部的筋、肉也同样会受津液不足的影响，因有胸廓存在，运动性不及项背部，且又分为胸腹两部分，伸展性也较项背部为小。因此与项背部相比，胸部的筋、肉不易受津液不足的影响。补充说明一点，人体活动最多的部位为口周，且位于上部，易受津液不足的影响（口噤不得语）。

体表外壳的津液不足，并不一定是全身津液不足的结果。膈的出入不利，胃津无法供给外表肌部时，就会产生如瓜蒌桂枝汤证的全身发僵（身体强几几）。麻黄汤证在于寒邪外束皮部，肌、筋、肉中郁热亢盛；桂枝汤证是由于风邪直接侵入肌部，肌热内生造成筋、肉中的津液供给减少从而出现了"项强"；葛根汤证是由于寒邪外束皮部，风邪入侵肌、筋、肉，先是寒邪外束皮部造成皮部以下的体表外壳（肌、筋、肉）中郁热内生，或造成肌、筋、肉的卫分气机失调而生湿（肌气、脉外之气失调），再加上风邪入侵肌、筋、肉中，并在这些部位引发了邪正斗争，筋、肉中的津液供给逐渐减少从而出现了"项背强"。

葛根汤证中的"强"

皮：寒邪外束

肌、筋、肉：风邪入侵 → 郁热 湿 〉筋、肉中的津液供给减少 → 项背强

◆**津液不足的深度、程度、广度**

从病初开始，葛根汤证的病邪已处在一定深度（皮、肌、筋、肉），病变已达到一定深度（皮、肌、筋、肉），但津液不足的程度并不严重。津液不足现象只出现在最大的筋肉和运动性良好的上部筋肉，表现为"项背强"、"口噤不得语"。津液不足的部位只局限在项背、口周，其他部位无明显变化。

在麻黄汤证的初期，没有生成郁热而仅表现为项部僵硬，但当郁热逐渐亢盛时病变部位就不仅局限在皮部而是深及肌、筋、肉、骨节。郁热造成的津液不足的程度也较葛根汤证明显，麻黄汤证的津液不足导致筋、肉、骨节层面的络

脉不通，引起"身体痛"、"骨节疼痛"，病理变化可广及全身。总之，郁热亢盛后的麻黄汤证，其津液不足的"深度"、"程度"、"广度"均较葛根汤为甚。

葛根汤证的病邪所在部位非常特殊（寒邪在皮部，风邪在肌、筋、肉），在病初郁热亢盛之前，部分筋、肉已经存在津液不足。

	津液不足的深度	程度	广度
葛根汤证	（＋）	（＋）	（＋）
麻黄汤证（初期）	（－）	（±）	（±）
麻黄汤证（郁热亢盛后）	（＋＋）	（＋＋）	（＋＋）

僵硬（强）	——	津液不足
脱力（脚弱）	——	气津不足
疼痛	——	络不通

参考：《千金方》越婢加术汤

治肉极，热则身体津脱，腠理开，汗大泄，厉风气，下焦脚弱。

处方解析（第31条）

桂枝、麻黄将皮的寒邪，桂枝、葛根将肌的风邪，葛根、桂枝、麻黄将筋、肉的风邪驱逐而出。桂枝、葛根、麻黄推动脉外之气及肌气，津液得以供给而"项背强"可愈。芍药促进血的回流及肌部回流，除湿。大枣、甘草、生姜守护鼓舞胃气。

条文解析

第32条　太阳与阳明合病，必自下利，葛根汤主之。

第33条　太阳与阳明合病，不下利，但呕者，葛根加半夏汤主之。

第32条、第33条的主要病位在太阳，其病势同时影响到阳明，以葛根汤或葛根加半夏汤应对。

太阳阳明合病即同时可见"发热"、"恶寒"、"无汗"等所谓太阳病的症状和"里"的症状。第32条、第33条葛根汤证的风邪较太阳病葛根汤证相对强盛，风邪不仅在体表外壳（肌、肉）中展开，部分风邪还侵袭入里（胃、小肠）。风邪侵入小肠致使小肠的分别作用失调则"下利"，风邪侵入胃则"呕"。（图7）

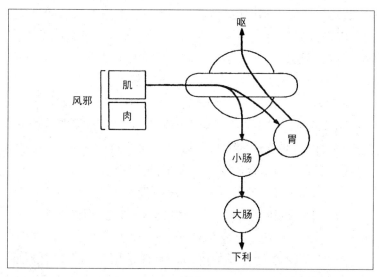

图7

◆关于太阳阳明合病

第32条与第33条为太阳阳明合病。合病是指病位主要在某一部位，其病势同时波及到其他部位。治疗上针对主要病位即可。

A（主）———B（次）　　对 A 进行治疗

太阳阳明合病，太阳的症状和阳明的症状可能同时存在，但病变程度不一。

①太阳＞阳明

②太阳≈阳明

③太阳＜阳明

第 32 条（葛根汤）、第 33 条（葛根加半夏汤）、第 36 条（麻黄汤）皆为太阳阳明合病，治疗上全都用太阳病的处方，因此以上 3 条均为太阳＞阳明类型的合病。在条文中虽无记述，可想而知必定伴有某些太阳病的症候。

然而，也有如第 172 条、256 条的例子。

第 172 条 "太阳与少阳合病……黄芩汤"（少阳的处方）

第 256 条 "阳明与少阳合病……大承气汤"（阳明的处方）

对太阳阳明合病的治疗，有以下的不同。

① 太阳＞阳明合病　　　葛根汤或麻黄汤

② 太阳≈阳明少阳合病　葛根黄芩黄连汤

③ 太阳＜阳明合病　　　承气汤、白虎汤类

第 34 条的葛根黄芩黄连汤，本来是用于太阳病桂枝证误治后所出现的证候，从其方意来看其可用于太阳阳明合病（②太阳≈阳明）。麻黄汤加石膏、葛根汤加石膏也可用于太阳阳明合病。

◆**有关下利**

太阳阳明合病必定"自下利"。

太阳病：项背强几几，无汗，恶风

阳明病：自下利

参考条文

第34条　太阳病，桂枝证，医反下之，利遂不止，脉促者，表未解也。喘而汗出者，葛根黄芩黄连汤主之。

太阳病桂枝汤证误下后，所出现的葛根黄芩黄连汤证用了半斤（八两）葛根，虽有"利"，又有"脉促"、"喘而汗出"，但未见"项背强几几"。误下导致肺、胸之气下陷则"喘"，肌邪未除则"脉促"、"汗出"。误下使肌邪化热内陷，膈、小肠蕴热则"利遂不止"。（图8）

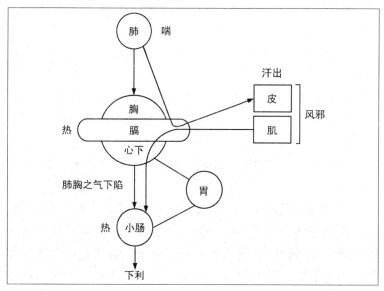

图8

如前所述，在正气和邪气相争过程中，葛根汤证的下利是由于风邪之力相对较强，风邪不仅停留在表，一部分风邪进入了里。在葛根汤证或葛根加半夏汤证中，风邪存在于小肠和胃，在葛根黄芩黄连汤证中风邪存在于膈和小肠。

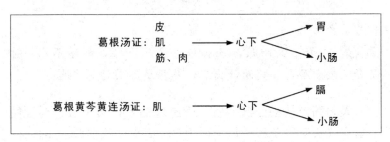

◆对合病的补充说明

第32条　太阳阳明合病者，必自下利，葛根汤主之。

第33条　太阳阳明合病，不下利，但呕者，葛根加半夏汤主之。

第36条　太阳阳明合病，喘而胸满者，不可下，宜麻黄汤。

第172条　太阳少阳合病，自下利者，与黄芩汤。

第219条　三阳合病，腹满，身重，难以转侧，口不仁，面垢，谵语，遗尿。……白虎汤主之。

第256条　阳明少阳合病，必下利。……宜大承气汤。

第32条、第33条、第36条的太阳阳明合病，为寒邪、风邪停留在体表外壳（太阳部位），相对强盛的风邪不只局限于外壳，部分风邪侵入到内部。麻黄汤证为肌、肉严重郁热，热传于胃，胃中蕴热，胃气上行，导致胸气过剩出现胸满，过度上行入肺，肺肃降不行则"喘"。葛根汤证、葛根加半夏汤证为风邪入侵胃、小肠（向下）出现合病。

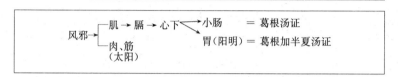

　　第172条的太阳少阳合病，邪主要在少阳（以膈为中心），其影响波及小肠和胃，故投与黄芩汤。

邪——→肌（太阳）——→膈（少阳）——→小肠＝黄芩汤
　　　　　　　　　　　　　　　　　　　胃

　　第219条的三阳合病，风邪势头较强，发病后在太阳、阳明、少阳所属部位几乎同时展开，因邪主要在阳明，故与白虎汤。

风邪——→肌（太阳）——→膈（小肠）——→心下——→胃（阳明）＝白虎汤证

　　后世处方（柴葛肌汤）可用于治疗三阳合病，此时邪已遍布在太阳、阳明、少阳。
　　①《伤寒六书》柴葛解肌汤方　柴胡　黄芩　干葛　芍药　羌活　白芷　桔梗　石膏　甘草　生姜　大枣
　　②《浅田家》柴葛解肌汤方　柴胡　葛根　麻黄　桂皮　黄芩　芍药　半夏　生姜　甘草　石膏

第256条的阳明少阳合病，邪主要在阳明，故投与大承气汤。

```
邪 ——→ 膈（少阳）——→ 胃（阳明）——→ 小肠＝大承气汤
```

痉病

参考条文

辨太阳病脉证并治上第五

第1条　太阳之为病，脉浮，头项强痛而恶寒。

第2条　太阳病，发热，汗出，恶风，脉缓者，名为中风。

第3条　太阳病，或已发热，或未发热，必恶寒，体痛，呕逆，脉阴阳俱紧者，名为伤寒。

第6条　太阳病，发热而渴，不恶寒者，为温病。若发汗已，身灼热者，名风温。风温为病，脉阴阳俱浮，自汗出，身重，多眠睡，鼻息必鼾，语言难出。

《金匮·痉湿暍脉证第二》

第1条　太阳病，发热无汗，反恶寒者，名曰刚痉。

第2条　太阳病，发热汗出，而不恶寒，名曰柔痉。

第3条　太阳病，发热脉沉而细者，名曰痉，为难治。

第4条　太阳病，发汗太多，因致痉。

第5条　夫风病下之则痉，复发汗必拘急。

第6条　疮家虽身疼痛，不可发汗，汗出则痉。

第7条　病者，身热足寒，头项强急，恶寒，时头热，面赤目赤，独头动摇，卒口噤，背反张者，痉病也。若发其汗者，寒湿相得，其表益虚，即恶寒甚，发其汗已。其脉如蛇。

第8条　暴腹胀大者，为欲解。脉如故，反伏弦者痉。

第9条　夫痉脉，按之紧如弦，直上下行。

第10条　痉病有灸疮，难治。

第11条　脉经云，痉家其脉伏坚，直上下。

第12条　太阳病，其证备，身体强，几几然脉反沉迟，此为痉。瓜蒌桂枝汤主之。

第13条　太阳病，无汗，而小便反少，气上冲胸，口噤不得语，欲作刚痉，葛根汤主之。

第14条　痉为病，胸满口噤，卧不着席，脚挛急，必齘齿，可大承气汤。

第17条　湿家，其人但头汗出，背强欲得被覆向火，若下之早则哕，或胸满小便不利，……。（湿病条文）

《素问·至真要大论》

诸痉项强皆属于湿……诸暴强直皆属于风。

《素问·厥气论》

脾移寒于肝。痈肿筋挛。……肺移热于肾。传为柔痉。

以"痉"为症候的疾病，分为刚痉、柔痉、痉病三种，均以存在较强风邪为特征。严格地说，刚痉、柔痉不是真正的痉病，而是痉病的前期表现。在刚痉、柔痉中，风邪存在于太阳部位（皮、肌、筋、肉），其病理变化也局限在太阳部位（体表外壳），故叙述为"太阳病……刚痉"，"太阳病……柔痉"，皆归属于太阳病。

相反真正的痉病，其邪横跨在表（太阳）和里（胃）之间，只是邪更多地停留在体表外壳，病理变化也多表现在体表。虽用了大承气汤，但条文中为"可与大承气汤"，而非

"大承气汤主之"。再看瓜蒌桂枝汤，条文叙述为"太阳病……此为痉"，风邪停留之处为太阳的部位，但其病理变化却并非局限在太阳（体表外壳）而是影响到里（胃）。综上所述，风邪横跨表里，或仅停留在表，而其病理变化反映在表里两方面时称为"痉病"，痉病与刚痉、柔痉有所不同。

```
风邪————表（肌、筋、肉）
                              ⎫刚痉、柔痉
病理变化——表（体表外壳）      ⎭


风邪————表或者表、里
                              ⎫痉病
病理变化——表、里            ⎭
```

如前所述，瓜蒌桂枝汤为太阳病。如果邪气及里，同时存在于太阳和阳明的话，则为太阳阳明合病，不能称之为太阳病。因此即使部分病理变化已经及里，如果邪气仍停留在太阳的话当属太阳病。

例如白虎汤证为阳明病，邪在阳明胃，病理变化出现在里（胃），但同时也影响到体表外壳的肌、肉。只是因为邪在阳明，即使病理变化波及太阳，也属于阳明病。

柔痉、刚痉

"无汗"为刚痉，"汗出"为柔痉。

造成柔痉的病因特征为较强的风邪，风邪一旦侵入人体，便迅速进入体表外壳的深处（筋肉）。在病的最初时期，皮、肌部的风邪快速地深达筋、肉，皮、肌部的风邪随即不复存在。不论病邪是风寒邪还是风温邪，是风寒邪则迅速化热，是风温邪则保持其热性进入到外壳深处，风寒邪、风温邪原本不同，此后的病理变化却相同。

```
风寒邪→化热→风邪→筋、肉
风温邪    →风邪→筋、肉
```

风邪在筋、肉层面引发邪正斗争，所生成的热导致筋、肉不得接受气津的供给，出现"项背强"、"口噤"、"背反张"等。此时皮部已无寒邪外束，肌部已无风邪存在，筋、肉之热使腠理开放而"汗出"。

筋、肉中的正气与风邪展开邪正斗争，结果内生热，热及肌、皮部，故不"恶寒"。

```
筋、肉————————肌、皮
（邪热）————→（热）
```

在阳明病白虎汤证中，体表外壳（肌、肉）之热是由胃热引起，故不恶寒而恶热。柔痉的发病机制较为特殊，并非胃热而是筋、肉的蕴热波及肌、皮，故"不恶寒"。

另一方面，刚痉是由于寒邪外束并残存皮部，风邪从肌部侵入到筋、肉深处，故"无汗"、"反恶寒"。

柔痉与刚痉的不同之处在于发病机制的差异。

```
柔痉
    第一阶段  风寒邪或风温邪———→肌
    第二阶段  寒邪或风邪化热———→侵入筋、肉


刚痉
    第一阶段  风寒邪———→皮、肌
    第二阶段  寒邪———→外束皮部
              风邪———→侵入筋、肉
```

◆**关于反恶寒**

参考条文

第1条 太阳之为病，脉浮，头项强痛而恶寒。

第3条 太阳病，或已发热，或未发热，必恶寒，体痛，呕逆，脉阴阳俱紧者，名为伤寒。

第31条 太阳病，项背强几几，无汗，恶风，葛根汤主之。

第35条 太阳病，头痛，发热，身疼，腰痛，骨节疼痛，恶风，无汗而喘者，麻黄汤主之。

一般风寒邪所致的太阳病将会"发热，无汗，必恶寒"。无论是柔痉还是痉病，病因皆为较强的风邪，即使伴随寒邪，也只在疾病初期极短的时期（瞬间）出现"恶寒"。风寒邪随即化热，从浅表皮、肌部位侵入深部筋、肉中，在筋、肉层面展开邪正斗争。此时风寒邪已不在皮、肌部，因此柔痉、痉病不"恶寒"（部分邪也可直接入里引起痉病）。刚痉较为特殊，寒邪仍外束皮部，风邪已从肌部侵入筋、肉，故"恶寒"。此点与其他一般痉病有所不同，故用"反恶寒"来表述。

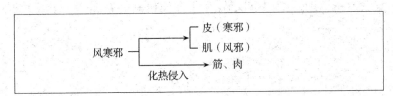

◆**关于痉病之脉**

由"夫痉脉，按之紧如弦，直上下行"（第9条）可知，痉病的脉象表现为沉、弦、紧，从寸到尺部均可触及。"反

30

伏弦者痉"（第8条）也提示相同脉象。而痉病误发汗所致"其脉如蛇"（第7条），近似于弦、紧、直上直下的脉象。综上所述痉病的典型脉象为从寸部到尺部的一种沉、弦、紧脉。

在第1条、第2条中对刚痉、柔痉的脉象未做特殊描述。条文以"太阳病"开始，当然应呈现太阳病之脉，也就是说当是浮脉，或为浮紧脉，或为浮缓脉。同样以"太阳病"开始的瓜蒌桂枝汤证，呈现出沉脉而非浮脉，故加了一个"反"字，叙述为"脉反沉迟"。由此可知刚痉、柔痉的脉象，相当于太阳病之浮脉。由"太阳病，发热脉沉而细者，名曰痉，为难治"（第3条）的条文中也得到反证，"脉沉而细"非太阳病的典型脉象。

条文解析

《金匮·痉湿暍病脉证第二》

第13条　太阳病，无汗，而小便反少，气上冲胸，口噤不得语，欲作刚痉，葛根汤主之。

虽为太阳病，风寒邪不仅在皮、肌部且深至筋、肉。寒邪外束皮、皮腠，皮腠关闭，故"无汗"，风邪存在于肌、筋、肉部。邪正斗争所鼓舞的胃气，主要以脉外卫气、肌气的形式外出体表外壳，却因风邪存在皮腠闭塞，小便减少，其不得正常运行而变化为湿。湿阻碍了肌、筋、肉的气津供给，导致筋、肉僵硬。头面部筋肉较多，由于说话、咀嚼的需要，经常使用口周的筋肉（络很丰富）。当湿邪阻碍了脉外之气的供给，则不得张口说话，出现"口噤不得语"。皮腠关闭，湿停留于整个体表外壳，皮、肌部回流恶化，出现"小便反少"。这种病态发展下去，不仅口周，项背部筋、肉的气津供给也将受到阻碍而引发"刚痉"。

处方解析

麻黄、桂枝，葛根、桂枝相配伍可促进皮气、脉中营血、脉外之气、肌气运行。麻黄、芍药，葛根、芍药相配伍可促使皮、肌部回流。其结果达到祛湿，将气津供给至气津不足之处，使"欲作刚痉"得愈。大枣、甘草、生姜守护胃的气津，使其顺利供给。

对湿所致的"欲作刚痉"可用葛根汤，发展到"刚痉"时又该用什么处方呢？

此种痉病的病态在于湿邪造成脉外气津及肌部气津循行受阻，可考虑加入白术、薏苡仁等。为推进脉中营血、脉外之气，可加附子。

并非湿和风引发，而是外风、内风相搏所致刚痉，可在葛根汤的基础上加入熄风药物（如全蝎、蜈蚣、地龙、白僵蚕）。

桂枝加葛根汤

条文

第14条　太阳病，项背强几几，反汗出恶风者，桂枝加葛根汤主之。

方　葛根四两　芍药二两　生姜三两切　甘草二两炙　大枣十二枚擘　桂枝二两去皮

上六味，以水一斗，先煮葛根，减二升，去上沫，内诸药，煮取三升，去滓，温服一升。覆取微似汗，不须啜粥，余如桂枝法将息及禁忌。

（宋版伤寒论中的桂枝加葛根汤的处方内容与葛根汤完全相同，也有认为桂枝加葛根汤为桂枝汤加葛根，我们采用后说。）

条文解析

第14条　太阳病，项背强几几，反汗出恶风者，桂枝加葛根汤主之。

桂枝加葛根汤证与桂枝汤证不同，风邪未局限在肌部而是深及筋、肉，但又与葛根汤证不同，寒邪并未外束皮部，腠理无闭塞故"反汗出"。虽有肌邪，但主要是在筋、肉的风邪引起邪正斗争，生成内热，津液向筋、肉的供给减少，导致位于身体上部的大块筋、肉僵硬，出现"项背强"。在肌、筋、肉展开的邪正斗争，使胃气涌向脉外和肌部，导致皮气减少，产生"恶风"。（图9）

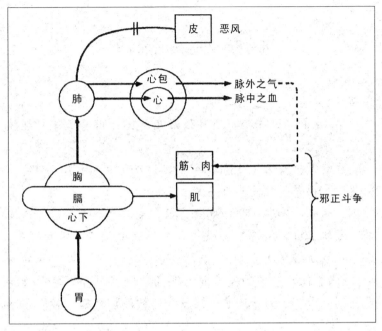

图 9

处方解析

桂枝加葛根汤的处方构成为葛根汤去麻黄，其中桂枝、芍药用了二两，与葛根汤中用量相同。

葛根四两、桂枝二两使胃的气、津，尤其是津液，从脉外之气及肌气供应至筋、肉。大枣、生姜、甘草鼓舞守护胃气。四两葛根生成胃津，并强有力地将其供应到脉外之气、肌气，故"不须啜粥"。而一般的桂枝汤，服药后需食热粥以助胃气。

瓜蒌桂枝汤

条文

《金匮·痉湿暍病脉证第二》

第12条 太阳病，其证备，身体强，几几然脉反沉迟，此为痉。瓜蒌桂枝汤主之。

方 瓜蒌根二两 桂枝三两 芍药三两 甘草二两 生姜三两 大枣十二枚

上六味，以水九升，煮取三升，分温三服，取微汗，汗不出，食顷啜热粥发之。

条文解析

《金匮·痉湿暍病脉证第二》

第12条 太阳病，其证备，身体强，几几然脉反沉迟，此为痉。瓜蒌桂枝汤主之。

一般的太阳病、桂枝汤证，风邪存在于肌部。然而瓜蒌桂枝汤证属太阳病但又是痉病，邪所在部位与桂枝汤证不同。侵入到肌部的风邪，从肌部侵入深至筋、肉，并主要在筋、肉层面引起邪正斗争，使筋、肉干燥生热。病理变化所致的蕴热，从肌、筋、肉传到膈、心下，引起膈的出入，心下的升降异常。

> 风邪 → 肌 → 筋、肉
> 肌、筋、肉之热 → 膈（出入失调） → 心下（升降失调）

膈的出入机能，心下的升降机能出现失调时，上下的胃气就无法接续。

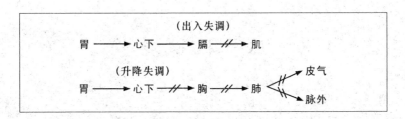

因心下升降不利、膈出入不利，胃气不得供应至脉外之气、肌气，造成体表外壳筋、肉出现大范围津液不足。加之在筋、肉与风邪展开的邪正斗争，使筋、肉津液不足状态更为加剧。最终由于风邪存在于筋、肉，肌津、脉外之津供给不足，导致筋、肉干燥，出现全身僵硬"身体强"（＝痉）。原因并不在于胃津不足，而是由于胸、膈、心下升降出入不利，胃津虽充足却无法供给至筋、肉并被有效地利用。

胃气不得出于体表外壳、肌部则"脉沉"，胃气与脉外之气无法接续，脉外之气减少则"脉迟"。皮气因而减少故"恶风"。（图10）

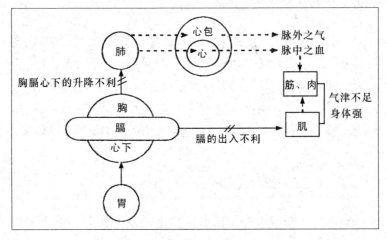

图10

处方解析

瓜蒌桂枝汤的特点在于代表药物瓜蒌根在本方中仅用了二两。"太阳病，其证备"提示瓜蒌桂枝汤证与太阳病中风证的桂枝汤具有同样的证候，不同之处只是"身体强"和"脉反沉迟"。针对"身体强"和"脉反沉迟"的特殊证候，选取二两瓜蒌根应对。而在柴胡桂枝干姜汤中用了四两瓜蒌根，为了滋润胃和胸必须使用四两瓜蒌根。由此可知，二两瓜蒌根与其说发挥出滋润作用，不如认为其对某些部分进行了调节，后者的见解更为妥当。总之二两瓜蒌根并非用来补胃津而是调整了膈出入。桂枝、芍药应对心下升降失调。对筋、肉和肌部存在的风邪，使用加入瓜蒌根的桂枝汤，通过推动肌气及脉外之气运行，使风邪从腠理外泄。

瓜蒌桂枝汤与桂枝加葛根汤的对比

瓜蒌桂枝汤	瓜蒌根二两	桂枝三两	芍药三两
	甘草二两	生姜三两	大枣十二枚
桂枝加葛根汤	葛根四两	桂枝二两	芍药二两
	甘草二两	生姜三两	大枣十二枚

瓜蒌桂枝汤为桂枝汤中加入二两瓜蒌根。

桂枝加葛根汤为桂枝汤减桂枝、芍药至二两，加入四两葛根。

（参考：柴胡桂枝干姜汤中瓜蒌根为四两。）

参考：

投与大承气汤的痉病与用瓜蒌桂枝汤主治的痉病有某些共通之处。柔痉、刚痉为风邪在体表外壳，其病理变化只局限于体表外壳，而痉病的风邪或在体表外壳或在里和体表外壳，病理变化也涉及到表里两方面。

可与大承气汤的痉病，风邪在表和里，病理变化也涉及表里两方面。不过病邪的主体及病理变化的主体均在体表外壳，故"可与大承气汤"。若病邪的主体在胃的话，就应该表述为"大承气汤主之"。痉病非大承气汤的主治证候，只是借大承气汤之力，不仅应对里邪、里证，并可应对体表外壳之邪及在体表外壳所发生的病理变化。

葛根黄芩黄连汤

条文

第34条　太阳病，桂枝证，医反下之，利遂不止，脉促者，表未解也。喘而汗出者，葛根黄芩黄连汤主之。

方　葛根半斤 甘草二两炙 黄芩三两 黄连三两

上四味，以水八升，先煮葛根，减二升，内诸药，煮取二升，去滓，分温再服。

条文解析

第34条　太阳病，桂枝证，医反下之，利遂不止，脉促者，表未解也。喘而汗出者，葛根黄芩黄连汤主之。

太阳病桂枝汤证，即风邪从腠理直接侵入肌部卫分所致的病症，对此却误行下法，造成下利不止，呈现出促脉。桂枝汤证误下后，邪仍残留肌表，部分邪气从肌部侵入筋、肉，部分邪气从肌部经心下，内陷膈、小肠。

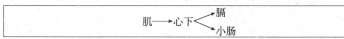

肌——心下——膈
　　　　　小肠

当泻药的影响消失后，误下所致的下利一般会自然停止，本证为"利遂不止"，提示邪内陷膈、小肠，造成小肠分别作用失调，最终出现下利不止。

误下所致下利——邪内陷所致下利

误下使上焦（肺、胸）之气下陷，造成一过性的上焦气虚，引发肺的宣散肃降异常，出现"虚喘"。

尽管误下已造成肺、胸的气虚，肺以表浅又快速的呼吸，欲将胃气（正气）输送至体表外壳，以承担邪正斗争的任务。可是胃气并没有真正的后援，虽增加了宣散肃降的频率，因肺本身的宣散肃降失调，正气不仅不能外达体表外壳，肺本身还出现"喘"。

误下后出现的下利，消耗了胃津，造成体表外壳（肌、筋、肉）津液不足。邪残留肌表，造成肺的宣散肃降异常亢进（频数表浅快速，接近一种发动机空转的状态），肺气与心包不得顺畅接续，呈现出"数而时止"的促脉。桂枝汤证本有"自汗"，本证中邪残存肌表故表现为"汗出"。上焦肺气虚，引起皮腠开合失调，结果导致皮腠开启"喘而汗出"。

◆ **关于促脉**

参考条文

第34条　太阳病……脉促者，表未解也。

第140条　太阳病，下之，其脉促，不结胸者，此为欲解也。

第349条　伤寒脉促，手足厥逆，可灸之。

① "表未解"的促脉

第21条　太阳病，下之后，脉促，胸满者，桂枝去芍药汤主之。

第34条　太阳病，桂枝证，医反下之，利遂不止，脉促者，表未解也。喘而汗出者，葛根黄芩黄连汤主之。

两条均为太阳病误下后，胸、肺之气下陷（胸气虚升降出入不利、肺气虚宣散肃降不利），出现"胸满"、"喘"（虚满、虚喘）。尽管误下，太阳之邪基本仍滞留在表，在两条的条文中表现为"脉促"、"表未解"。如果太阳病误下后，邪仍停留在表，没有加重人体的阴阳失调，脉象应当同病初一样，呈现浮脉。出现了"脉促"，说明误下既有"表未解"，又有新的某些阴阳失调及人体的气机失调。（图11）

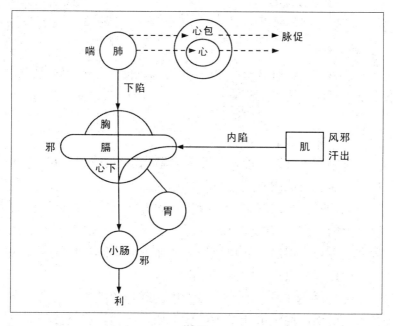

图 11

误下导致一时性的胸、肺气虚，为了驱逐表邪仍然努力想要展开邪正斗争。也就是说一时变得虚弱的胸、肺，在未能得到胃气充分后援的情况下，接近一种空转状态来努力对抗表邪。肺加快宣散肃降，呼吸变得浅表而快速，欲驱逐表邪外出，因力量不足所以表邪依旧残存。胃气后援不足，浅而快的呼吸所进行的肺的宣散肃降，无法使肺气与心包之气很好地接续，故呈现"数而时止"的促脉。促脉，一方面表示误下后表邪残存，同时也提示误下后肺、胸、胃之气下陷，虚弱的肺无法接受胃气的后援，却仍然向表邪发起邪正斗争，不顾效率低下频繁地进行宣散肃降。如果能接受胃气的后援，正常的宣散肃降机能便可立即恢复，就有可能驱逐表邪。

```
受胃气鼓舞 ──→ 肺正常宣散肃降    ──→ 脉浮数
无胃气后援 ──→ 肺浅表快速宣散肃降 ──→ 脉促
```

在治疗上，针对下陷虚弱的胸肺，使用了葛根、桂枝、生姜等以使胃气供给至胸肺。

② "此为欲解"的促脉

第140条为误下后，表邪未内陷仍留滞在表，胃气未消耗，反而积极地向外壳（皮气、脉外之气、肌气）大量供应（误下后的一种反弹状态）。所接受的胃气供给已接近肺的宣散能力的极限，有时会超越肺的宣散能力。总之胃气不断从肺向心、心包供给，超越肺的宣散能力的瞬间，肺气便无法与心包接续，出现"脉数而时止"。

此与第280条大承气汤的病理机制相近。若胃气更多向肺供给的话，促脉可能变为迟脉。如上所述，被鼓舞的胃气已接近肺的宣散能力极限，胃气涌向体表外壳，做为正气将表邪驱逐而出。

③ "手足厥逆可灸之"的促脉

第349条为胃、肾阳气不足状态，表现出手足"厥逆"。

为代偿胃气不足，心、心包积极搏动，呈现数脉。心、心包代偿性亢进以填补胃气不足，欲将营血、脉外之气输送至四肢末梢。但终因胃气不足，肺的宣散有时无法与心包接续，呈现"数而时止"的促脉。此时姑且可用灸来治疗，最终必须鼓舞补助胃、肾阳气。

参考条文：第285条"少阴病，脉细沉数，病为在里，不可发汗"。

处方解析

大量葛根（半斤＝八两）可解决以下问题。

①使胃气沿心下→肌部外张，将肌邪从腠理驱逐而出。（去邪）

②推动胃气向上方肺、外表肌部运行，以治疗下行趋势的"利"。（止利）

③生胃津，并使其外出肌部以润肌津。（生津）

④与②同样，将胃气供给脉外之气，以驱逐肉、筋的风邪。

黄连三两清小肠之热，黄芩三两清膈热，炙甘草二两守护胃气。

奔 豚 汤

条文

《金匮·奔豚气病脉证治第八》

第3条　奔豚，气上冲胸，腹痛，往来寒热，奔豚汤主之。

方　甘草　芎藭　当归各二两　半夏四两　黄芩二两
生葛五两　芍药二两　生姜四两　甘李根白皮一升

上九味，以水二斗，煮取五升，温服一升，日三，夜一服。

参考条文

第172条　太阳少阳合病，自下利者，黄芩汤。若呕者，黄芩加半夏生姜汤主之。

方　黄芩加半夏生姜汤　黄芩三两　芍药二两　甘草二两炙
大枣十二枚擘　半夏半升洗　生姜一两半一方三两切

上六味，以水一斗，煮取三升，去滓，温服一升，日再，夜一服。

条文解析

《金匮·奔豚气病脉证治第八》

第3条　奔豚，气上冲胸，腹痛，往来寒热，奔豚汤主之。

可认为奔豚汤的处方是黄芩加半夏生姜汤去大枣，加入当归、川芎、葛根、李根皮而成。

膈热致膈出入不利（开闭不利），心下停饮使胸、膈、心下升降不利。膈闭塞，心下之饮妨碍胃气上升，胃气则不得外出、上升，由此肺的宣散失调，皮气减少出现"恶寒"。胃气又过度地向下方肾运行，超越肾气化作用的极限，从肾向胸上冲形成"奔豚"。膈热扩散至血室，使血室之血停滞出现"腹痛"。膈开启时，胃气突然一下大量外出肌部，则出现"发热"。

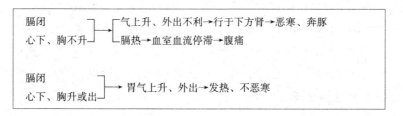

处方解析

黄芩汤清膈热，小半夏汤治膈、心下之饮。葛根使胃气向上方的肺、心包、心及外表肌部运行，防止胃气过度向肾注入以平息奔豚。李根皮使从肾上冲的奔豚气下降。

黄芩、川芎、当归、芍药清除从膈传入血室之热，使血循行而治腹痛。

腹痛也可由膈热引起。第 96 条小柴胡汤证中所出现的"或腹中痛"可做为参考。如果属单纯由膈热引起的腹痛，处方中的黄芩即可应对。

奔豚汤的腹痛为膈热传入血室，造成血室蕴热，血室之血难以循行所致，用川芎、当归、芍药直接使血室之血循行即可愈。

竹 叶 汤

条文

《金匮·妇人产后病脉证治第二十一》

第9条　产后中风，发热，面正赤，喘而头痛，竹叶汤主之。

方　竹叶一把　葛根三两　防风　桔梗　桂枝　人参　甘草各一两　附子一枚炮　大枣十五枚　生姜五两

上十味，以水一斗，煮取二升半，分温三服，温覆使汗出。颈项强，用大附子一枚，破之如豆大，煎药扬去沫，呕者，加半夏半升洗。

条文解析

《金匮·妇人产后病脉证治第二十一》

第9条　产后中风，发热，面正赤，喘而头痛，竹叶汤主之。

产后"中风"为气血不足状态下感受风邪。因产后气血不足，皮腠无法正常闭合，风邪突破皮部卫分，侵入肌、肉的卫分。产后虽虚，为了担负邪正斗争胃气仍受到鼓舞。被鼓舞的胃气引起发热，却没能驱逐肌部风邪。因胃气的守胃机能衰弱（产后气血不足，胃气偏虚），部分被鼓舞的胃气成为肌气及脉外之气以迎接邪正斗争，而更多的却沿直达路向头面部上冲，出现"面正赤"、"头痛"。被鼓舞的胃气部分行于肌部，大部分冲向头面部，却几乎未向上方的肺、下方的肾运行，导致肺、胸之气不足，肺的宣散肃降作用失调。

胸气不足，胸气升降出入异常，导致胸气滞，胸的气津发生变化而形成痰。肺的宣散肃降作用失调，胸中有痰则出现"喘"。(图12)

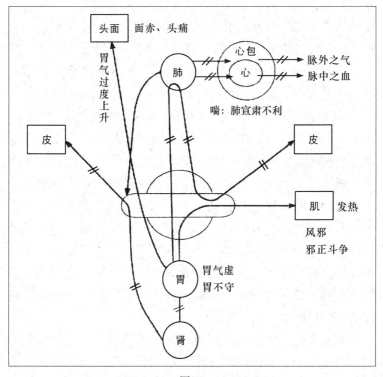

图12

脉外之气、脉中营气、前后通皮气皆出现不足。脉外之气不足不得濡养筋、肉，严重的情况下颈项部筋的津液不足，出现"颈项强"。条文中虽没有记载，因前后通皮气不足，腠理开放，很可能见到"自汗"，也会表现出"恶寒"、

"恶风"。

处方解析

竹叶为主药，用于降气，治疗胃气过度上冲所致的"面正赤"、"头痛"。用桔梗，治疗胸气不利所生之痰。产后虚，守胃机能失调，胃气不受制约，沿直达路过度上升。从"面正赤"、"头痛"来看，胃气上升的程度不轻，但因胃气本虚，故不用石膏而是选用了竹叶，降气又不损伤胃气。

人参一两、甘草一两、大枣十五枚用来守胃。葛根三两、生姜五两使肌肉中风邪外散，桂枝、防风加强此作用。

处方包含桂枝去芍药加附子汤（只是桂枝为一两）。竹叶汤证的"喘"为虚喘，是由肺、胸气虚及由气虚所生胸痰引发，病理上与桂枝去芍药加附子汤的症状"胸满，微恶寒"相近。肺气虚，宣散肃降失调，这种喘不可用麻黄，也不应该用芍药，而是用桂枝一两、附子一枚、生姜五两、防风一两将胃气上引入肺，使肺气充实，则肺的宣散肃降机能得以改善，与脉中、脉外之气及前通卫气得以接续。附子还可以鼓舞肾气，使后通卫气外出皮部。"喘"是由于胸、肺气虚，胸、肺升降失调所致，而由此所生的胸中之痰又使"喘"愈发恶化。

如前所述，竹叶、桔梗涤化降下胸中之痰。在竹叶汤中引发"喘"的主要原因不是痰而是胸、肺气虚。为此即使胸中有痰，也没有必要用类似小陷胸汤等来化痰。用竹叶、桔梗之意在于微微化痰降气。

在古代产后比较容易发生"痉病"。因产后气血津液不足，存在风邪从肌部直达筋、肉深处的危险。风邪存在于肌部，若邪正展开斗争即所谓的"中风证"。风邪深达筋、肉就可能引起"痉病"。在竹叶汤证中，由于脉外气津不足，无法润养颈项部的筋、肉，已经出现"颈项强"。为了防止发展成痉病，特加入葛根，并用大附子一枚，将胃气引导至脉外气津，预先阻止风邪侵入筋、肉造成痉病。

小青龙汤

条文

第40条　伤寒，表不解，心下有水气，干呕，发热而咳，或渴，或利，或噎，或小便不利，少腹满，或喘者，小青龙汤主之。

方　麻黄去节　芍药　细辛　甘草炙　桂枝去皮各三两　五味子半升　半夏半升洗

上八味，以水一斗，先煮麻黄减二升，去上沫，内诸药，煮取三升，去滓，温服一升。

若渴，去半夏，加瓜蒌根三两。

若微利，去麻黄，加荛花，如一鸡子，熬令赤色。

若噎者，去麻黄，加荛花，加附子一枚，炮。

若小便不利，少腹满者，去麻黄，加茯苓四两。

若喘，去麻黄，加杏仁半升，去皮尖。

且荛花不治利，麻黄主喘，今此语反之，疑非仲景意。

第41条　伤寒，心下有水气，咳而微喘，发热不渴。服汤已，渴者，此寒去欲解也，小青龙汤主之。

《金匮·痰饮咳嗽病脉证并治第十二》

第23条　病溢饮者，当发其汗，大青龙汤主之，小青龙汤亦主之。

第36条　咳逆倚息，不得卧，小青龙汤主之。

《金匮·妇人杂病脉证并治第二十二》

第7条　妇人吐涎沫，医反下之，心下即痞，当先治其吐涎沫，小青龙汤主之。涎沫止，乃治痞，泻心汤主之。

《金匮·肺痿肺痈咳嗽上气病脉证治第七》
第 14 条　肺胀咳而上气，烦燥而喘，脉浮者，心下有水，小青龙加石膏汤主之。
方　麻黄　芍药　桂枝　细辛　甘草　干姜各三两　五味子　半夏各半升　石膏二两
上九味，以水一斗，先煮麻黄，去上沫，内诸药，煮取三升，强人服一升，羸者减之，日三服，小儿服四合。

总论

小青龙汤，可用于伤寒（急性疾患）杂病（慢性疾患）两方面。《伤寒论》第 40 条、第 41 条针对伤寒进行了论述，《金匮要略·肺痿肺痈咳嗽上气病脉证治第七》、《金匮要略·痰饮咳嗽病脉证并治第十二》针对杂病进行了论述。

《伤寒论》中的小青龙汤证
第 40 条及第 41 条的症候如图 13。
在感受外邪之前，小青龙汤证与桂枝汤证同样存在胃、肾之气略不足，并由此胃中生饮。胃气不足，胃中有饮导致守胃机能失调，胃饮被推向心下，心下可见饮的贮留"心下有水气"。因心下有饮，出入不利，肌部回流恶化，肌部生湿。归纳如下：
外感之前，内部已出现阴阳失调。
①胃气、肾气轻度不足。

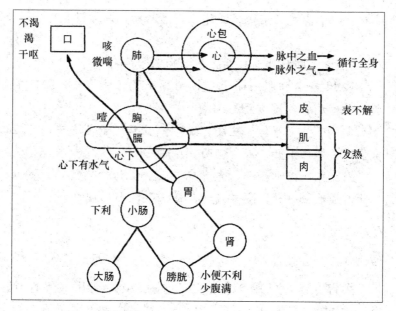

图 13

②守胃机能失调。

③（胃）心下饮贮留→心下出入不利。

④存在肌湿（可能较轻）。

①～④中最为重要的是第③条"心下有水气"。心下有饮存在时，胃中之饮或存在或不存在。在此状态下感受寒邪侵袭，寒邪外束皮腠，皮腠闭塞，不出汗"表不解"。邪正斗争被鼓舞的胃气成为肌气、脉外之气外行，但因皮腠闭塞，肌、肉郁热内生出现"发热"（胃气略虚，但可以承担邪正斗争）。只是由于肌部有湿，郁热程度不如麻黄汤证、大青龙汤证炽烈。发热更加消耗胃气，胃中及心下饮增加，导致守胃机能失调。守胃机能失调，胃气上逆则"干呕"，

心下有饮，胸、膈、心下升降不利，肺的宣散肃降失调则"咳"或"喘"。因有肌湿，肌部气津循行恶化，胃津难以供应至口则"或渴"。胃气不得养小肠，心下之饮流入小肠，小肠的分别作用失调则"或利"，胃气不养肾气，肾的气化作用失调，膀胱开合不利，则出现"或小便不利"、"少腹满"。肺的肃降作用与肾的固摄（纳气）作用不相协调则"或噎"（有关病机将在后面叙述）。

《金匮要略》中的小青龙汤证

《金匮要略》的小青龙汤证，根本原因在于心下停饮，心下出入不利及胸、膈、心下升降出入不利，并由此引发上述症状。（图14）

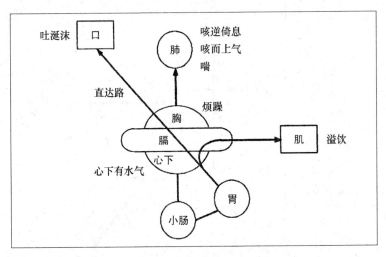

图 14

《金匮要略》的小青龙汤证不存在类似《伤寒论》小青龙汤证的外感（寒邪外束），而是由于内部阴阳失调加剧导致了病理状态。因此其病理机制，除去外感部分，几乎与伤寒论小青龙汤证一样，请参照之后的条文解析。

重温肺的肃降作用

①第一肃降　肺━━→心下

②第二肃降　心下━→小肠〈膀胱
大肠

胃气向肾供给的结果将有助于肺的肃降。在小青龙汤、苓甘姜味辛夏仁汤等中，细辛加强了肾的气化作用，使肾气做为后通卫气外达皮部，胃气则下行入肾，促进了肺的肃降。(图 15)

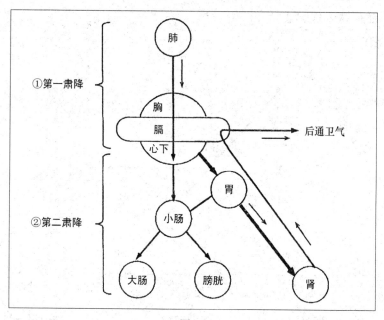

图 15

◆肾的纳气作用

肾的作用中最重要的是气化作用。肾的气化作用可及五脏六腑、各器官组织。膈以上的心肺通过活跃地运动，主司人体气血津液的运行。而膈以下的肾却是静静地进行着气化作用。如津液→尿，汗、津液→血等。

肾还具有固摄作用，如调节排泄，使大小便不失禁。肾的这种固摄作用对呼吸而言即为纳气作用。

肺的肃降作用与肾的纳气作用相互协同，与呼吸相关。呼吸为交替反复进行的呼气和吸气，在呼气和吸气以及吸气和呼气之间有一个停止期，即呼气－停止期－吸气－停止期－呼气……交替进行。其中尤其是吸气之后的停止期，为肾的固摄作用所致，称为纳气作用。

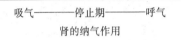

肺位于五脏最上部被称为华盖，肾处在最下部。升降出入是人体气机运行中最重要的一环，与这种活跃的运行直接相关的是呼吸－肺的宣散肃降和膈的上下活动。必须协调升降出入这一拮抗相反的气机运动。光呼气或是光吸气无法形成呼吸，只有呼气和吸气互相协调，呼吸才能正常进行。因此吸气－停止期，即肾的纳气作用，是正常呼吸中不可欠缺的一部分，如此肺的肃降活动才能正常进行。

酸味的五味子、山茱萸等药物有助于加强肾的纳气作用，同时也有助于加强肾的固摄作用、胆的收敛作用。五味子、山茱萸等药物应当与所谓肃降药物，如杏仁、葶苈子、石膏、大黄等区别使用。

有关呼吸

道教及中国武术中的呼吸法，气息是从鼻吸入进入下丹田（脐下 5～10cm）。用这种方法进行呼吸时，脐下确实膨胀，看起来似乎吸到下丹田。这是为了进行平稳安定的活动而采取的一种安神定气，降低重心的暝想训练，具有一定效果，但却与汉方医学中的呼吸生理活动有些不同，绝对不能混淆。

```
汉方医学的呼吸

    呼 ←——→ 吸：肺

    肺的肃降作用：肺 ——→ 心下 ——→ 小肠 ⟨ 大肠
                                      膀胱

    吸气——停止期：肾的纳气作用


道教·武术的呼吸
    吸气 ——→ 下丹田
    呼气 ←—— 下丹田
```

呼吸与胆、膈的关系

胆敛－膈收缩	胆疏－膈弛缓
心收缩、脉收缩	心舒张、脉舒张
胃守	胃散（供给）
肝藏血	肝疏泄（血）
肾合	肾开
肺扩张	肺收缩

◎肺不能自主地进行收缩、扩张

西洋医学认为呼吸是由横膈膜及肋间肌的收缩舒张而产生。

吸气（肺扩张）：横膈膜、外肋间肌收缩

呼气（肺收缩）：内肋间肌收缩

汉方认为

吸气：胆敛—膈收缩—肺扩张—肃降

呼气：胆疏—膈弛缓—肺收缩—宣散

因此肺的收缩、舒张与其他脏腑的收缩、舒张正好相反。

各论

心下有水气

"心下有水气"的记载见于《伤寒论》中的 2 条条文，《金匮要略》中 4 条条文中的 1 条，总之 6 条条文中的 3 条。剩下 3 条条文中未明确叙述为"心下有水气"，也并未否认，反而持肯定认识。

在《金匮要略》第十二第 23 条"病溢饮者"中，主要在表的机能失调者为大青龙汤证，内部阴阳失调，即主要由于"心下有水气"而引起"溢饮"者为小青龙汤证。

大青龙汤证：皮、肌中气津循行及腠理机能异常，肌水内生。

小青龙汤证：表的气津循行异常，较大青龙汤证为轻，却因心下水气外溢肌部而呈现"肌水"。心下水气又引起肌部回流障碍"病溢饮"。

同样是《金匮要略》，第十二第 36 条"咳逆倚息，不得卧"也可能由心下水气所致（当然也有并非心下水气所致），对心下水气也没有否认。

下面分析一下《金匮要略》第二十二第 7 条"妇人吐涎

沫，医反下之，心下即痞，当先治其吐涎沫，小青龙汤主之。涎沫止，乃治痞，泻心汤主之。"

参考条文

第156条　本以下之，故心下痞。泻心汤，痞不解。其人渴而口燥烦，小便不利者，五苓散主之。

第378条　干呕吐涎沫，头痛者，吴茱萸汤主之。

第156条误下引起"心下痞"，用泻心汤未能治愈者，五苓散主治。此非气痞而是由于心下有水气。

第378条为"干呕"、"吐涎沫"。呕吐为胃内容物从口吐出，条文中的"干呕"说明没有胃内容物吐出，"吐涎沫"提示胃以外，即心下而来的涎沫，表明"心下有水气"。因此全部小青龙汤证肯定为"心下有水气"，或伴胃饮或不伴胃饮。

产生心下之饮的原因，有以下三种（图16）：

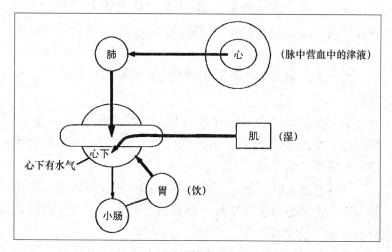

图16

①胃的阳气不足，胃饮内生并升至心下。

②肌湿回流至心下，成为心下水气。

③血中津液，从心→肺向下肃降，至心下变成水气。

总之小青龙汤证必定心下有饮，或许没有胃饮。

◆关于涎、唾

参考条文

《金匮要略》

脏腑经络先后病脉证第一

第5条 ……肺痿唾沫。

中风历节病脉证并治第五

第2条 ……邪入于脏，舌即难言，口吐涎。

肺痿肺痈咳嗽上气病脉证治第七

第2条 问曰，病咳逆，脉之，何以知此为肺痈。……时唾浊沫，……吐如米粥。

第5条 肺痿吐涎沫而不咳者，……必眩，多涎唾，甘草干姜汤以温之。

第7条 咳逆上气，时时吐浊，但坐不得眠，皂荚丸主之。

第12条 咳而胸满，振寒，脉数，咽干不渴，时出浊唾腥臭，久久吐脓如米粥者，为肺痈，桔梗汤主之。

第15条 《外台》炙甘草汤。治肺痿涎唾多，心中温温，液液者。

第17条 《千金》生姜甘草汤。治肺痿咳嗽，涎沫不止，咽燥而渴。

第18条 《千金》桂枝去芍药加皂荚汤。治肺痿吐涎沫。

第19条　《外台》桔梗白散。治咳而胸满，……时出浊唾腥臭，久久吐脓如米粥者，为肺痈。

五脏风寒积聚病脉证并治第十一

第2条　肺中寒，吐浊涕。

痰饮咳嗽病脉证并治第十二

第4条　水在肺，吐涎沫，欲饮水。

第31条　假令瘦人，脐下有悸，吐涎沫而癫眩，此水也。五苓散主之。

第37条　青龙汤下已，多唾口燥，……茯苓桂枝五味甘草汤，治其气冲。

呕吐哕下利病脉证治第十七

第9条　干呕，吐涎沫，头痛者，茱萸汤主之。

第20条　干呕吐逆，吐涎沫，半夏干姜散主之。

趺蹶手指臂肿转筋阴狐疝蛔虫病脉证治第十九

第6条　蛔虫之为病，令人吐涎，……甘草粉蜜汤主之。

妇人杂病脉证并治第二十二

第7条　妇人吐涎沫，医反下之，心下即痞，当先治其涎沫，小青龙汤主之。

据《大汉和辞典》

唾

①唾液，唾沫

②吐唾液，吐唾沫

③喝叱

唾盂：盛唾沫的容器
唾壶：盛唾液的容器 ｝痰盂
唾沫盒：痰壶

唾分为名词（唾液）和动词（吐唾沫）。唾盂、唾壶、唾沫盒均指痰盂，也有痰的意思。

涎

①口水
②粘的汁
③想要
④连绵的样子
涎沫：唾沫、泡沫

沫

①泡沫水泡，包含气体浮出水面的圆形物。泡沫，水泡。嘴边流出的口水、唾沫。
②水花
③水泡
④起泡
⑤水高低的样子
⑥流汗
⑦流汗的样子
⑧停止
⑨绘画用具中粉的名称
⑩河的名称

浊涕

鼻涕

◆**《金匮要略》中的涎、涎沫、涎唾、浊沫、浊唾、唾等**

首先，咳并伴随呕吐者，见于以下条文。

肺痿肺痈咳嗽上气病脉证治第七

第2条 ……咳逆。……肺痈。……（浊沫）。……吐如米粥。…

第7条 咳逆上气，……（吐浊），…

第12条 咳而胸满，……（浊唾）腥臭，……如米粥者，…

第17条 《千金》生姜甘草汤。治肺痿咳唾，涎沫不止，…

第19条 《外台》桔梗白散。治咳而胸满，……浊唾腥臭，……如米粥

随着咳，可吐出浊沫、浊、浊唾、咳唾，相当于现代医学所说的痰（Spatum）。

除去第七第5条"吐涎沫而不咳者…多涎唾"和第七第17条《千金》生姜甘草汤，在其他条文中涎、涎沫与咳并无直接关系。涎沫又可称为涎唾，涎沫与涎唾同属一物。由第七第17条《千金》生姜甘草汤"肺痿咳唾，涎沫不止…"的描述可知，随着咳而吐出唾（痰），而涎沫是从心下上泛口中，与咳无关。可以说唾与涎沫并非同一物。唾不仅指痰，也是涎的另外一种表达方式。

再看第十七第9条"干呕，吐涎沫……"，第20条"干呕，吐逆，吐涎沫…"，提示干呕、吐逆与吐涎沫各有所指。干呕、吐逆显然是由胃气上逆引起，所吐为胃内容物。

由上可知浊、浊沫、浊唾等相当于痰，出自肺。如此的话并非同一物的涎、涎沫、涎唾是指何物呢？

非出自肺也不来自胃，上泛至口而吐出，此为心下饮。《伤寒论》第 40 条及第 41 条的小青龙汤"心下有水气"，说明小青龙汤证必定存在心下饮。在此认识基础上，再看第二十二第 7 条"妇人吐涎沫……治其吐涎沫，小青龙汤主之。"就会理解正是心下饮变为涎沫上泛口中。

总之涎、吐涎沫、吐涎唾，并非来自胃和肺，而是饮从心下上泛口中。举一个易懂的例子，过度饮酒出现恶心时，在实际呕吐之前，不知出自何处口中充满了唾液。在汉方看来，是心下之饮泛满口中，即"吐涎而后呕吐"。

参考：

心下病理上容易潴留饮（心下有水气），生理上可储备胃津，口中急需大量津液时（即摄取食物时），可通过直达路供给口中。

浊、浊沫、浊唾：来自肺的痰（Spatum）
干呕、吐逆、呕吐：胃气上逆（所吐物为胃内容物）
涎、涎沫、涎唾：心下之饮上泛口中

唾：①痰
　　②涎
涎：性状近似唾液，透明略粘稠，或伴有小泡。
浊：用浊修饰之词（浊，浊沫，浊唾），意为污浊之痰，有"腥臭"（生臭）味。色"如米粥"，即当时黑米粥的颜色，接近黄色。

条文解析

第40条　伤寒，表不解，心下有水气，干呕，发热而咳，或渴，或利，或噎，或小便不利，少腹满，或喘者，小青龙汤主之。

条文中"或"以下的症状，非主要症状，属于兼证，有没有皆可。

第41条　伤寒，心下有水气，咳而微喘，发热不渴。服汤已，渴者，此寒去欲解，小青龙汤主之。

伤寒，心下有水气，咳，微喘，发热，不渴，小青龙汤主之。服用小青龙汤后，渴者，为胃、心下寒饮已除，象征着治愈，小青龙汤主之。

噎

据《广辞苑》、《大汉和辞典》，噎的意思为噎、呛、咽部堵塞感等。呼吸是呼—停止—吸—停止的反复，正常状态下吸气—停止相接续。噎为吸气过程中的瞬间停顿，属于肺肃降不完全，肺的肃降与肾的纳气不相协调。

噎：呛　　哕：呃逆、打嗝

有关第40条、第41条的病理机制已在总论进行过解析，在此省略。总之《伤寒论》小青龙汤证为原本"心下有水气"，又被寒邪外束。

处方解析

麻黄、桂枝解除外束寒邪，麻黄提高肺的宣散作用；半夏、芍药、麻黄、干姜祛除心下饮；麻黄、芍药促进肌湿回流，芍药又可促进心下→小肠肃降，继发地促使肺→心下肃降，有助于肺中之饮降到心下；半夏、干姜祛除胃中寒饮。服用小青龙汤后"渴者"，是由于半夏、干姜等将胃中寒饮除去后，原本守胃机能失调，胃津外散肌部，胃中津液不足状态显露出来。饮和湿存在之处，反而正常的津液往往不足。炙甘草协同干姜助胃气，守胃。五味子收敛胆气，加强肾的固摄，作用结果有助肺气肃降。

小青龙汤证，原本胃气向肾供给不足，存在一定程度肾气不足。生理上胃气不下降入肾，也将对肺气肃降产生不良影响。细辛提高肾的气化功能，使后通卫气外达皮部；芍药使胃气向肾供给，有助于肺肃降顺畅。

总之芍药、五味子、细辛这三味药与肺的肃降有关。（图17）

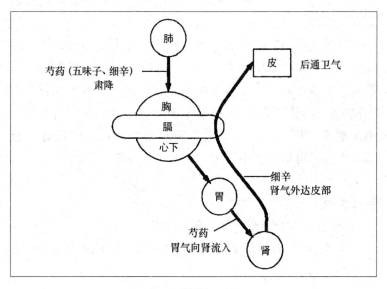

图 17

小青龙汤加减

在《伤寒论》第 40 条的条文中，主证和兼证被明确分开，分别记述。

伤寒、表不解、心下有水气、干呕、发热而咳——主证

或渴、或利、或噎、或小便不利、少腹满、或喘者——兼证

"或…，或…"所记述的是兼证，不是必然存在的症状。治疗兼证的加减方，不符合《伤寒论》原本处方的运用规律，考虑为后人追加的条文。同样情况也见于小柴胡汤、真武汤、通脉四逆汤、四逆散等。

而另一方面，"若……"之后所记述的加减方属于《伤寒论》原本的条文。例"若其人内有久寒者，宜当归四逆加吴茱萸生姜汤"，当归生姜羊肉汤方中"若寒多者，加生姜成一斤"等。"若……"所记述的症状，不是兼证，而是稍微变化后的主证。

对"或……"的方药加减，因并非原本的内容，故省略解析。为了参考举例如下，"若微利者去麻黄加荛花"，"若噎者去麻黄加附子"，"若小便不利，少腹满去麻黄加茯苓"，"若喘者去麻黄加杏仁"，这五个加减方中有四个"去麻黄"。小青龙汤去掉君药麻黄，就不是小青龙汤，反倒接近桂枝汤。由这点可知，其不属于《伤寒论》本来的加减方。

条文解析

《金匮·痰饮咳嗽脉证并治第十二》

第 23 条　病溢饮者，当发其汗，大青龙汤主之，小青龙汤亦主之。

"溢饮"为湿存在于肌部的病证。因"心下有水气"，肌→心下→小肠→膀胱的回流恶化而形成肌水时，投与小青龙汤。当体表外壳中皮、肌、腠理的功能异常时，投与大青龙汤（如前所述）。

处方解析

麻黄推动皮中卫气；芍药加强皮→腠理→肌的肃降，推动肌部回流，使肌湿降至心下。半夏、芍药将已至心下的湿降到小肠，从膀胱以尿的形式排出。半夏、干姜、甘草祛除心下及胃中寒饮，守胃，助胃气。五味子敛胆，有助于肺的肃降；细辛提高肾的气化功能，使后通卫气行于皮表，结果加强了肺的肃降功能。麻黄、桂枝开皮腠，可使肌湿外泄。

《金匮·痰饮咳嗽病脉证并治第十二》

第36条　咳逆倚息，不得卧，小青龙汤主之。

小青龙汤主治因心下饮造成胸、膈、心下升降失调，肺的宣散肃降作用失调所导致的咳、气上逆、气短，不能平卧。

处方解析

心下饮导致胸、膈、心下升降不利，肺的宣散肃降失调。半夏、芍药、麻黄、干姜除心下饮，并使其降到小肠。麻黄、桂枝将胃气上引至肺，提高肺的宣散功能，开皮腠也有助于肺的宣散。芍药、细辛助肺肃降。细辛提高肾的气化作用。五味子固摄肾，使肺的肃降顺畅进行。炙甘草守胃气。

参考：《金匮》第十六第 13 条"心下悸者，半夏麻黄丸主之。"

《金匮·妇人杂病脉证并治第二十二》
第 7 条　妇人吐涎沫，医反下之，心下即痞，当先治其吐涎沫，小青龙汤主之。涎沫止，乃治痞，泻心汤主之。

如前所述"吐涎沫"为心下饮上逆口中所致。对此误用下法，心下水气不除，心下结痞。用小青龙汤治心下饮，但心下痞仍残存时，为气痞应投与泻心汤。如果只有"吐涎沫"这一症状，就没有必要使用小青龙汤中的全部药物。半夏、芍药（如甘遂半夏汤、大柴胡汤），半夏、麻黄（半夏麻黄丸）中加入干姜，便足够应对心下饮。

《金匮·肺痿肺痈咳嗽上气病脉证治第七》
第 14 条　肺胀咳而上气，烦躁而喘，脉浮者，心下有水，小青龙加石膏汤主之。

本条与《伤寒论》第 41 条"伤寒，心下有水气，……小青龙汤主之"的条文近似。只是加石膏的方中有"烦躁"。

守胃机能失调后，胃气可能向上、向外运行。本证中胃气主要向上运行，携心下饮至肺，肺中有饮，肺的宣散肃降作用失调则出现"咳"、"喘"，肺呈现胀满状态则"肺胀"，肺气郁闭而生内热，传至胸则"烦躁"。

由于肺的宣散肃降作用失调，胃气沿直达路冲向头面部则"上气"。病的主体在膈上部的肺、胸，故"脉浮"。

同样是治疗"肺胀"，在《金匮要略》用了越婢加半夏汤。

	小青龙加石膏汤	越婢加半夏汤
麻黄	三两	六两
芍药	三两	
桂枝	三两	
细辛	三两	
甘草	三两	二两
干姜	三两	生姜　三两
五味子	半升	
半夏	半升	半升
石膏	二两	八两（半斤）
		大枣　十五枚

小青龙加石膏汤中有"上气"、"烦躁"，越婢加半夏汤中有"目如脱状"。就"上气"的程度而言，越婢加半夏汤更甚。用甘草二两、大枣十五枚来守护胃的气津，用半斤石膏以清降胃气。胃热波及胸时当然会出现"烦躁"，胃热不朝胸的方向，而是从心下沿直达路冲向颜面时则"目如脱状"。

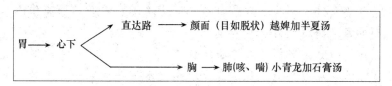

在小青龙加石膏汤中仅用了二两石膏，以清肺气郁闭所致微热。假如小青龙加石膏汤中的"烦躁"是由胃热引起，

就不会同时使用干姜。相对于三两干姜，三两桂枝，三两细辛这些热药，仅仅用了二两石膏，说明石膏并不是用来清胃热。

有关肺胀的参考条文

《金匮·肺痿肺痈咳嗽上气病脉证治第七》

第4条　上气，喘而躁者，属肺胀，欲作风水，发汗则愈。

第6条　咳而上气，喉中水鸡声，射干麻黄汤主之。

方　射干三两　麻黄　生姜各四两　细辛　紫菀　款冬花各三两　五味子半升　大枣七枚　半夏半斤

上九味，以水一斗二升，先煮麻黄两沸，去上沫，内诸药煮取三升，分温三服。

第7条　咳逆上气，时时吐浊，但坐不得眠，皂荚丸主之。

方　皂荚八两刮去皮用酥炙

上一味，末之，蜜丸梧子大，以枣膏和汤，服三丸，日三，夜一服。

第8条　咳而脉浮者，厚朴麻黄汤主之。

方　厚朴五两　麻黄四两　石膏如鸡子大　杏仁半升半夏半升　干姜二两　细辛二两　小麦一升　五味子半升

上九味，以水一斗二升，先煮小麦熟，去滓，内诸药煮取三升，温服一升，日三服。

第9条　脉沉者，泽漆汤主之。

方　半夏半升　泽漆三斤以东流水五斗煮取一斗五升紫参　生姜　白前各五两　甘草　黄芩　人参　桂枝各三两

上九味，㕮咀，内泽漆汁中煮取五升，温服五合，至夜尽。

第 13 条　咳而上气，此为肺胀，其人喘，目如脱状，脉浮大者，越婢加半夏汤主之。

方　麻黄六两　石膏半斤　生姜三两　大枣十五枚甘草二两　半夏半升

上六味，以水六升先煮麻黄，去上沫，内诸药，煮取三升，分温三服。

射干麻黄汤

条文

《金匮·肺痿肺痈咳嗽上气病脉证治第七》

第6条　咳而上气，喉中水鸡声，射干麻黄汤主之。

方　射干三两　麻黄　生姜各四两　细辛　紫菀　款冬花各三两　五味子半升　大枣七枚　半夏大者半斤

上九味，以水一斗二升，先煮麻黄两沸，去上沫，内诸药煮取三升，分温三服。

条文解析

《金匮·肺痿肺痈咳嗽上气病脉证治第七》

第6条　咳而上气，喉中水鸡声，射干麻黄汤主之。

咳而上气，喉中如青蛙鸣叫之声者，射干麻黄汤主之。

水鸡：①水鸟 ②田鸡（青蛙的别名）

射干麻黄汤只记载了"咳而上气"、"喉中水鸡声"两个症候。肺气上逆则"咳"，胃气上升至头面部则"上气"，喉中相对变狭窄则"喉痹"，因有痰存在呼吸时就发出如"水鸡声"的声音。喉中之痰为胃饮通过心下上升形成。肺气上逆的程度非常严重，不仅肺的肃降作用，肾的纳气作用也出现失调。（图18）

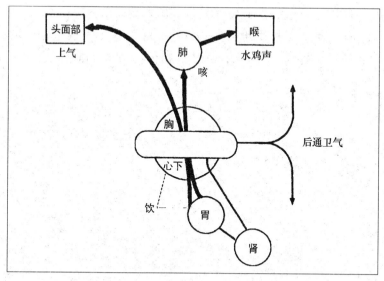

图 18

处方解析

根据《本经》，射干、紫菀、款冬花这三味药皆为治疗"咳逆上气"的肃降类型药物。在《本经》中射干、款冬花又分别可治疗"喉痹咽痛"、"喉痹"。细辛提高肾的气化作用，使后通卫气外达皮部，其结果有助于促进肺的肃降。因此细辛可用于治疗气的上逆、上升，在《本经》中描述为"治咳逆，头痛脑动"。同时五味子的敛气作用与细辛提高肾的气化作用相互协同，加强肾的纳气作用。相对于四味肃降药而言麻黄发挥了宣散药物的作用。半夏、生姜有小半夏汤之意，祛除胃饮、心下之饮，根除上升至喉的痰饮之源。

本方在气的升降上重点偏于肃降，不使用甘草就更加突出了升降。为防止众多以气的肃降作用为主的药物造成过度利水，津液下降，特意用大枣来固守。五味子的基本作用为收敛胆气、肾气，由此可使其他五脏六腑收敛。

而且五味子作用于吸气—停止—呼气这一呼吸过程中的停止阶段，提高了肾的纳气作用，加强了肺的肃降作用。

厚朴麻黄汤

条文

《金匮·肺痿肺痈咳嗽上气病脉病治第七》

第8条　咳而脉浮者，厚朴麻黄汤主之。

方　厚朴五两　麻黄四两　石膏如鸡子大　杏仁半升
半夏半升　干姜二两　细辛二两　小麦一升　五味子半升

上九味，以水一斗二升，先煮小麦熟，去滓，内诸药煮
取三升，温服一升，日三服。

条文解析

《金匮·肺痿肺痈咳嗽上气病脉证治第七》

第8条　咳而脉浮者，厚朴麻黄汤主之。

"脉浮"提示主要病变在表或在膈之上（胸、咽喉、
肺）。本条未涉及表和咽喉、胸的症状，只记载有"咳"，即
可认为基本属于肺的病症。肺的宣散肃降失调，引起"咳"。
肺有热，因此肺的津液有些枯竭。胃中有寒饮，胃中寒饮上
升入肺，遇肺热而化为痰。肺气肃降失司的另一个原因是由
于肾的纳气作用不足。（图19）

处方解析

杏仁、石膏、厚朴、细辛、五味子增强肺的肃降作用及
肾的纳气作用；麻黄宣肺；石膏清肺热；小麦补肺的津液；
半夏、干姜祛除胃中寒饮。

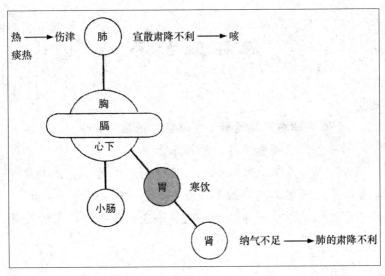

图 19

小麦

《别录》：味甘，微寒，无毒。主除热，止燥渴，咽干，利小便，养肝气，止漏血唾血。

功效：补肺之津。

射干麻黄汤、厚朴麻黄汤、小青龙汤方药对比

宣散作用以小青龙汤为强。

肃降作用以射干麻黄汤、厚朴麻黄汤为强。

补津效力 厚朴麻黄汤＞射干麻黄汤＞小青龙汤

炙甘草：守气。防止麻黄、桂枝使正气过度发散。

大枣：守津。防止射干、紫菀、款冬花三味肃降药物过度利水。

	射干麻黄汤	厚朴麻黄汤	小青龙汤
宣散	麻黄四两	麻黄四两	麻黄三两、桂枝三两
肃降	射干三两 紫菀三两 款冬花三两	厚朴五两 杏仁半升 石膏如鸡子大	芍药三两
	生姜四两 细辛三两 五味子半升 半夏半斤 大枣七枚	干姜二两 细辛二两 五味子半升 半夏半斤 小麦一升	干姜三两 细辛三两 五味子半升 半夏半斤 炙甘草三两
	⎰肺失宣散 喉中有痰 胃中有饮 肾纳气失司	⎰肺失宣肃 肺中有热—石膏 肺津不足—小麦 胃中有寒饮—半夏、干姜 肾纳气失司—五味子、细辛	

泽 漆 汤

条文

《金匮·肺痿肺痈咳嗽上气病脉证治第七》

第9条　（咳而）脉沉者，泽漆汤主之。

方　半夏半升　紫参五两　泽漆三斤以东流水五斗煮取一斗五升　生姜五两　白前五两　甘草　黄芩　人参　桂枝各三两

参考条文

《金匮·痰饮咳嗽病证并治第十二》

第24条　膈间支饮，其人喘满，心下痞坚，面色黧黑，其脉沉紧，得之数十日，医吐下之不愈，木防己汤主之。

条文解析

《金匮·肺痿肺痈咳嗽上气病脉证治第七》

第9条　（咳而）脉沉者，泽漆汤主之。

"脉沉"提示水气病或是膈以下脏腑的病变。

木防己汤是由于"支饮"致使膈的升降失调，心下升降出入不利，故脉"沉紧"。泽漆汤的病理与木防己汤有共通之处。心下有饮，因而心下的升降出入及膈的升降不利，受其影响，肺的升降不利则"咳"。

处方解析

　　紫参、泽漆使心下饮下降，并与桂枝协同作用改善膈的升降。

　　半夏、生姜、甘草、人参守胃气，除胃饮；黄芩清膈热；白前直接作用于肺，降肺气治咳。

　　实际上，这张处方几乎不被使用。

	木防己汤	泽漆汤
降	木防己＋石膏	紫参＋泽漆
升	桂枝	桂枝
守	人参	人参

泽漆

《本经》下品

　　味苦，微寒。治皮肤热，大腹水气，四肢面目浮肿，丈夫阴气不足。

《别录》下品

　　味辛，无毒。利大小肠，明目，轻身。……。

　　功效：将腹中水气、肌水从心下肃降到小肠。

《本经》"治大腹水气""四肢面目浮肿"

　　泽漆的主要作用部位为心下。

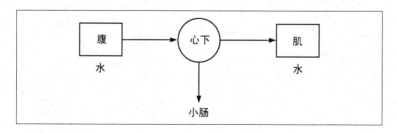

紫参 （拳参、草河车）

《本经》下品

味苦寒。治心腹积聚，寒热邪气，通九窍，利大小便。
一名牡蒙。

《别录》下品

微寒，无毒。主治肠胃大热，唾血，衄血，肠中聚血，
痈肿诸疮，止渴，益精。

功效：如"治心腹积聚，利大小便"所述，作用部位为
心下、腹（小肠）

中医认为：清热解毒，凉血止血，清热止痢。

白前

《别录》中品

味甘，微温，无毒。主治胸胁逆气，咳嗽上气。

功效：作用于肺，降气化痰。

桂苓五味甘草汤、苓甘五味姜辛汤、桂苓五味甘草去桂加干姜细辛半夏汤、苓甘五味加姜辛半夏杏仁汤、苓甘姜味辛夏仁黄汤

总论

《金匮·痰饮咳嗽病脉证并治第十二》

第37条　青龙汤下已，多唾口燥，寸脉沉，尺脉微，手足厥逆，气从小腹上冲胸咽，手足痹，其面翕然热如醉状，因复下流阴股，小便难，时复冒者，与茯苓桂枝五味甘草汤，治其气冲。

第38条　冲气即低，而反更咳，胸满者，用桂苓五味甘草汤，去桂加干姜，细辛，以治其咳满。

第39条　咳满即止，而更复渴，冲气复发者，以细辛，干姜为热药也。服之当遂渴，而渴反止者，为支饮也。支饮者，法当冒，冒者必呕，呕者复内半夏，以去其水。

第40条　水去呕止，其人形肿者，加杏仁主之。其证应内麻黄，以其人遂痹，故不内之。若逆而内之者，必厥。所以然者，以其人血虚，麻黄发其阳故也。

第41条　若面热如醉，此为胃热，上冲熏其面，加大黄以利之。

第42条　先渴后呕，为水停心下，此属饮家，小半夏茯苓汤主之。

《金匮·痰饮咳嗽病》，从第37条至第41条连续共5条，与其一条一条分别解释，不如汇总分析。特别是第37条所记载的各种各样症状，无法全部用"上冲"解释，将第38条和第41条放在一起分析，才能得以释明。

从第37条到第41条通览一下，就会发现第37条中出现的症状，也在后面相接的条文中被提及。

第37条"上冲"——第39条"冲气复发者"

第37条"其面翕然热如醉状"——第41条"若面热如醉，此为胃热"

第37条"时复冒者"——第39条"法当冒，冒者必呕"

第37条"因复下流阴股"——第40条"其人形肿者"

由上可知，第37条为青龙汤误治后胃气供给方向出现异常，如下所示：

过度向上供给

过度向外供给

过度向下供给

气向这三个方向异常流动时，过度向下供给，即从胃过分注入肾引起的病理上冲为茯苓桂枝五味甘草汤证。

第37条"上冲"以外的症状，是由另外的病理机制所致，并不适合用茯苓桂枝五味甘草汤。由此可知第37条的条文错综混乱，原本的条文可能并非如此。

桂苓五味甘草汤

条文

第37条　青龙汤下已，多唾口燥，寸脉沉，尺脉微，手足厥逆，气从小腹上冲胸咽，手足痹，其面翕然如醉状，因复下流阴股，小便难，时复冒者，与茯苓桂枝五味甘草汤，治其气冲。

桂苓五味甘草汤方

茯苓四两　桂枝四两去皮　甘草三两炙　五味子半升

上四味，以水八升，煮取三升，去滓，分温三服。

条文解析

第37条　青龙汤下已，多唾口燥，寸脉沉，尺脉微，手足厥逆，气从小腹上冲胸咽，手足痹，其面翕然热如醉状，因复下流阴股，小便难，时复冒者，与茯苓桂枝五味甘草汤，治其气冲。

服完青龙汤后，唾液大量涌出，口反而干燥。寸脉沉，尺脉微，出现手足厥逆。气从少腹向胸咽上冲。手足麻木，面带热，就像喝醉了酒。肌湿流向阴股部位，排尿困难。有时出现冒（眩晕、头晕）。与茯苓桂枝五味甘草汤，治冲气。

"青龙汤下已……"明确指出本条为误用青龙汤所致，而误用的青龙汤是大青龙汤，亦或是小青龙汤？

参考条文

第38条　太阳中风……大青龙汤主之。若脉微弱，汗出恶风者，不可服之，服之则厥逆，筋惕肉瞤，此为逆也。

《金匮·痰饮咳嗽病第十二》

第40条　……其证应内麻黄，以其人遂痹，故不内之。若逆而内之者，必厥。所以然者，以其人血虚，麻黄发其阳故也。

《伤寒论》第 38 条叙述了素阳气不足，误用大青龙汤后，阳气津液更加受损，出现了"厥逆"、"筋惕肉瞤"，当属重度阴阳两虚，为茯苓四逆汤适应证。《金匮要略》第十二第 40 条本为血虚（血中津液不足），脉中营血不能统摄脉外卫气，误用麻黄后脉外之气及皮气外泄，出现"厥"的表现。第 37 条（苓桂味甘汤）中所误用的青龙汤，可能是大青龙汤，也可能是小青龙汤。就麻黄的用量来看，大青龙汤中麻黄为六两，小青龙汤中麻黄为三两，有成倍的不同。若误用的是六两麻黄，其后果很可能较《金匮要略》第十二第 37 条（苓桂味甘汤）所述状态更为严重。正因为如此，第 37 条误用的为小青龙汤。

"气从小腹上冲"

误投小青龙汤，汗出使胃的津气丧失。发汗影响到皮气（前通、后通卫气）、肌气、脉外卫气，消耗了上焦（心包、肺、胸）之气、下焦（肾）之气。人体气的运行出现异常：由肾上冲；从胃经直达路上冲；从胃过度向外行于肌部（以胃为中心分三个方向）。胃气不能恒定地向某一特定方向输布，特点在于随着时间而发生变化。又因胃气不足，心下生饮。

气的异常运行所引发的症状

（图 20、21）

1）从肾上冲。（下方：胃→肾→上冲）

"气从少腹，上冲胸咽"

2）从胃沿直达路上升。（上方）

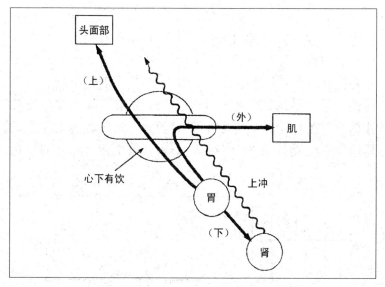

图 20

从胃经心下沿直达路朝向头面部。

①与心下饮互结,过度地上升于口,"多唾口燥"。

②过度上升至颜面,"其面翕然热如醉状"。

③与心下饮互结,过度上升至头部而生冒,"时复冒者"。

第②、第③项并非从肾上冲,如第 41 条"若面热如醉,此为胃热",第 39 条"支饮者,法当冒,冒者必呕,呕者复内半夏,以去其水"所述,是从胃过度上升至头面部,"此为胃热"、"冒者必呕"也证实了与胃有关。

3)从胃过度外行肌部。

气从胃向外表肌部运行的同时,使心下之饮游溢至外表肌部,"因复下流阴股"。

此症状在肌湿这点上与第 40 条"其人形肿者"相近。

误用小青龙汤后，胃气向三个方向（上、外、下）异常运行。胃气并非同时朝向三个方向，有时向上，有时朝外，有时向下（胃→肾→上冲），气的流动方向不时在发生着变化。第37条为气向下方的异常流动，出现"茯苓桂枝五味甘草汤证"的"上冲"。然而用"茯苓桂枝五味甘草汤"治疗上冲，即使平复了上冲，却因此诱发了气的其他异常流动。第38条到第41条的条文阐述了相对应的治疗。

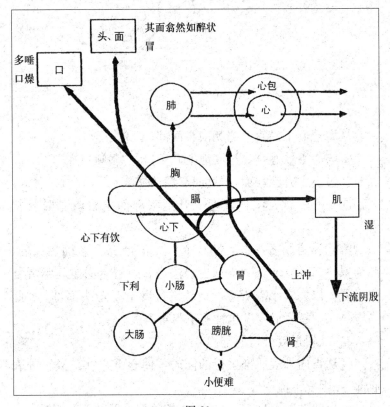

图 21

其他症状

"寸脉沉，尺脉微"

此脉证为误用小青龙汤发汗后，气津丧失的表现。"寸脉沉"提示上焦虚，"尺脉微"提示下焦（肾）虚。

"手足厥逆"

误治导致胃气、肾气、前通卫气、脉外之气、后通卫气全部减少，出现"手足厥逆"。

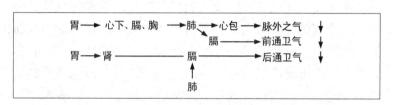

"手足痹"

误治同时导致脉中（血）津液减少，呈现血虚，失去血的涵养作用则"手足痹"。

"小便难"

胃气通过直达路过度向上上升，或是过度外达肌部，不得养肾则"小便难"。

"冒"

胃气携心下饮上升至头部，引起"冒"（眩晕、头晕）。

"多唾口燥"

由于误发汗，胃中津液不足而干涸，但心下有饮存在。因守胃机能失调，胃气伴随心下之饮过度行于口，出现"多唾"（不是正常的唾液而接近涎）。又因胃津不足而"口燥"。本条与"干呕吐涎沫"（《伤寒论》第378条）的病理机制有相似的一面。

《金匮要略》第十二第 37 条　　《伤寒论》第 378 条

心下饮 → 口"多唾"　　　　心下饮 →口"吐涎沫"

胃津不足→ 口"口燥"　　　胃气上逆→口"干呕"

"下流阴股"

误治后丧失守胃机能的胃气，并非同时而是逐一行于上方的头面部、下方的肾、外侧肌部这三个方向中的某一方向，呈现气的异常流动。心下饮伴随胃气外出肌部而形成肌湿。肌湿最容易停留在下肢。对两足直立行走的人类而言，多处于头在上脚在下的姿态，因此下肢成为湿最容易潴留的地方。心下之饮在排放到外表肌部的过程中，连接腹部与下肢的大腿处在人体构造上是肌津难以通过的地方，因此肌湿首先潴留在"股"，之后停留于下肢，此为"下流阴股"的发病机制。（图 22）

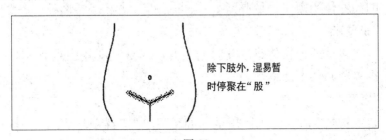

除下肢外，湿易暂时停聚在"股"

图 22

"眩冒"

眩冒（眩晕、头晕），汉方认为由以下原因所致。（图 23）

①肾气上冲。

肾气上冲头部引起眩冒。上冲时，有时夹杂不能被肾气所气化的水气，有时伴随心下之饮。

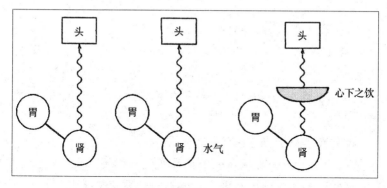

图 23

②胃气向头部上升。

胃热或胃气不守导致胃气沿直达路过度向头部上升，也可能伴有胃饮或心下饮。

③心下之饮上升。

心下有饮，心下之饮沿直达路上升至头部引起眩冒。

④气血不足。

头部气血供给不足，头部空虚而出现眩冒。

⑤湿阻气血供给。

全身有湿，头部气血供给被湿阻碍，头部气血不足而生眩冒。

有关眩冒的参考条文

第 67 条　……心下逆满，气上冲胸，起则头眩……茯苓桂枝白术甘草汤主之。

第 82 条　……心下悸，头眩，……真武汤主之。

第 242 条　……喘冒不能卧者，有燥屎也，宜大承气汤。

《金匮·中风历节病脉证并治第五》

第12条 ……头眩短气，……桂枝芍药知母汤主之。

第18条 ……《近效方》术附汤 治风虚头重眩，……

《金匮·血痹虚劳病脉证并治第六》

第8条 ……目眩，……桂枝龙骨牡蛎汤主之。

《金匮·肺痿肺痈咳嗽上气病脉证治第七》

第5条 ……此为肺中冷，必眩，多涎唾，甘草干姜汤以温之。

《金匮·痰饮咳嗽病脉证并治第十二》

第16条 心下有痰饮，胸胁支满，目眩，苓桂术甘汤主之。

第25条 心下有支饮，其人苦冒眩，泽泻汤主之。

第30条 卒呕吐，心下痞，膈间有水，眩悸者，小半夏加茯苓汤主之。

第31条 ……脐下有悸，吐涎沫而癫眩……五苓散主之。

第37条 ……小便难，时复冒者，与茯苓桂枝五味甘草汤……

第39条 ……支饮者，法当冒，冒者必呕，呕者复内半夏……

《金匮·黄疸病脉证并治第十五》

第13条 ……食即头眩……茵陈蒿汤主之。

《金匮·妇人妊娠病脉证并治第二十》

第8条 ……起即头眩……葵子茯苓散主之。

处方解析

桂枝将胃气引向肺→心包、心方向，其结果可防止胃气过度流向肾，从而抑制从肾上冲的冲气。

茯苓祛除存在于下焦肾中的水气；五味子加强肾的固摄作用，平抑来自肾的上冲；甘草补胃气、守胃；茯苓、桂枝使胸、膈、心下的升降顺利进行。（图24）

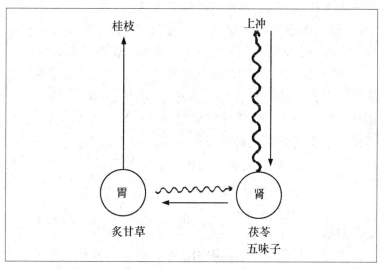

图24

苓甘五味姜辛汤

条文

第38条 冲气即低，而反更咳，胸满者，用桂苓五味甘草汤去桂加干姜，细辛，以治其咳满。

苓甘五味姜辛汤方

茯苓四两　甘草三两　干姜三两　五味子半升　细辛三两

上五味，以水八升，煮取三升，去滓，温服半升，日三服。

条文解析

第38条　冲气即低，而反更咳，胸满者，用桂苓五味甘草汤去桂加干姜，细辛，以治其咳满。

（服用桂苓五味甘草汤后）冲气得以抑制，却出现咳、胸满，桂苓五味甘草汤去桂加干姜细辛，以治咳满。

桂苓五味甘草汤可平复从肾而来的冲气。处方中的桂枝将胃气引向上方（肺、心、心包），结果使向下（胃→肾）流动的胃气减少，解除冲气的根源。然而桂枝上引胃气时，若超过了胸的升降及肺的宣散肃降的极限，即会出现"咳、胸满"。总之"咳、胸满"为桂苓五味甘草汤治疗后的继发症状。

处方解析

去掉桂苓五味甘草汤中引起咳、胸满的桂枝。冲气并未完全平复，只是处于"冲气即低"，故保留茯苓、五味子；甘草助胃气，守胃；干姜温暖鼓舞胃气，使胃气向各个方向供给；细辛提高肾的气化功能，将肾气向后通卫气方向引导，以应对残存的少量冲气；细辛香气的走窜性，将胃气向肺上引，降低了冲气。（图25）

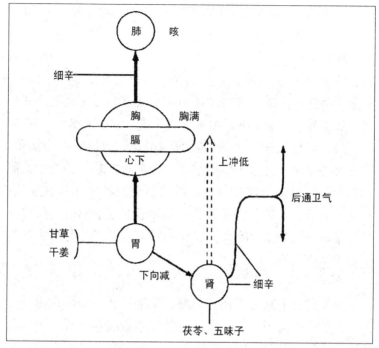

图 25

桂苓五味甘草去桂加干姜细辛半夏汤

条文

第 39 条　咳满即止，而更复渴，冲气复发者，以细辛，干姜为热药也。服之当遂渴，而渴反止者，为支饮也。支饮者，法当冒，冒者必呕，呕者复内半夏，以去其水。

桂苓五味甘草去桂加干姜细辛半夏汤方

茯苓四两 甘草二两 细辛二两 干姜二两 五味子半夏各半升

上六味，以水八升，煮取三升，去滓，温服半升，日三服。

条文解析

第39条　咳满即止，而更复渴，冲气复发者，以细辛、干姜为热药也。服之当遂渴，而渴反止者，为支饮也。支饮者，法当冒，冒者必呕，呕者复内半夏，以去其水。

服用苓甘五味姜辛汤后，咳满虽止，但口渴更为加重，冲气再次复发，是由于使用细辛、干姜这些热药的缘故。服用热药后当然会出现口渴，口渴反而消失是由于存在支饮。有支饮的话，必然会出现眩晕，眩晕者必定会呕吐。所以对呕吐者，加入半夏以除水饮。应当投与桂苓五味甘草去桂加干姜细辛半夏汤。

服用苓甘五味姜辛汤后，咳、胸满虽止，却再次出现口渴、冲气，是由于干姜、细辛等热药造成胃津减少，胃中蕴热故"渴"，同时因胃气不得内守，过多流入肾而再次引发"冲气"。这种情况下，针对冲气宜再次使用桂苓五味甘草汤。服用如苓甘五味姜辛汤等热性药物后，"反渴止"者说明心下存在着支饮。

《金匮要略·痰饮咳嗽病脉证并治第十二》记载有"咳逆倚息，短气不得卧，其形如肿，谓之支饮"、"膈间支饮"、"心下有支饮"、"支饮胸满者"。"支饮"是指饮存在于胸、膈、心下。且胃中也有饮，胃气不得内守，胃中之饮与心下之饮相合，上升至头或口，引起"冒"、"呕"。

处方解析

本方为苓甘五味姜辛汤中加入半夏。半夏、干姜祛除心下及胃中之饮；甘草守胃；茯苓提高肾的气化，祛除肾中水气；五味子抑制来自肾的冲气；细辛使肾气作为后通卫气外达。因为苓甘五味姜辛汤略有化热倾向，故将干姜、细辛由三两减至二两，守胃的甘草也从三两减为二两。上述的一系列处方中，甘草与干姜的比例保持在1：1，使温暖鼓舞胃的作用与守胃作用相平衡。（甘草干姜汤：甘草四两，干姜二两，比例为2：1）

苓甘五味加姜辛半夏杏仁汤

条文

第40条　水去呕止，其人形肿者，加杏仁主之。其证应内麻黄，以其人遂痹，故不内之。若逆而内之者，必厥。所以然者，以其人血虚，麻黄发其阳故也。

苓甘五味加姜辛半夏杏仁汤方

茯苓四两　甘草三两　五味子半升　干姜三两　细辛三两　半夏半升　杏仁半升去皮尖

上七味，以水一斗，煮取三升，去滓温服半升，日三服。

条文解析

第40条　水去呕止，其人形肿者，加杏仁主之。其证应内麻黄，以其人遂痹，故不内之。若逆而内之者，必厥。所以然者，以其人血虚，麻黄发其阳故也。

服用桂苓五味甘草去桂加干姜细辛半夏汤祛除支饮的话，呕吐即可停止，对出现浮肿者加用杏仁。这样的症候本来需加麻黄来发汗，但对痹（手足麻木）的人不能加麻黄。

假如错加了麻黄，必定引起厥冷。对血虚之人投与麻黄，其阳气必以汗的形式外泄而散。

处方解析

服用桂苓五味甘草去桂加干姜细辛半夏汤，心下之饮和胃中之饮已除，"呕"止，出现浮肿者，加用杏仁。干姜与半夏协同，在祛除心下及胃中之饮中发挥了一定效力。另一方面干姜温胃鼓舞胃气，使胃气向各个方向供给。心下及胃中之饮，基本被降至小肠、膀胱，从尿排泄而出。然而干姜鼓舞胃气时，加强了从胃向肌部的外达，一部分心下之饮向肌部游溢则"其人形肿"。误用小青龙汤所致胃气向三个方向异常流动的病理状态，一般是不会发生的，是投与处方所致。对此应加强从肌→心下→小肠→膀胱的肌湿回流，总之应该加强肺的第二肃降功能。例如芍药就是这样的药物，但芍药向下从胃→肾引导胃气，有可能再次诱发冲气。为此使用了杏仁来加强肺的第一肃降功能，其结果可推进第二肃降。杏仁使皮气从腠理向肌部肃降，皮气正常的话可推进肌部回流，如此浮肿便可消除。通常这种浮肿使用麻黄，在皮腠机能正常时，用麻黄发汗即可消除浮肿。然而若对血虚者使用麻黄，则肺的宣散加强，脉外卫气不受脉中营气制约过度循行而外泄（营卫不和所致漏汗），胃气由此丧失而出现不足，脉外之气、前通及后通卫气因而减少便呈现"厥"。

◆有关血虚

广义的血是由狭义的气、血、津液构成，这三种成分中任何一种成分减少都可能被称为血虚。血中狭义的气与全身之气密接相关，不存在单纯因血中狭义的气不足所产生的病症，其病理为气虚而非血虚。胃的气津从胃→肺→心的运送过程中，在心肾的气化作用下变红，生成了血中狭义的血。狭义的血一经变红就循行于脉中，在不发生病变的情况下是不会从脉中逸出（气不统血、迫血妄行等可造成血的逸失），脉中之血基本在脉中运行。现代医学认为红细胞的寿命约为100天，然后被脾脏清除，当然古代不会有这些知识。但古人已认识到血是由食物生成，或许也意识到了血的消亡。因此血中狭义的血减少，如果不是从脉中逸失的话，就在于生成不足。狭义的血生成减少是由于胃肾气虚，或全身气虚造成。总之血中狭义的气或血的不足，反而与气虚有关。而血中的津液，为胃的气津在从胃→肺→心的运送过程中生成，没有变红而直接注入脉中。一部分胃的气津变红成为血中狭义的血。在病变过程中血中狭义的津液丧失，血的滋润从而减弱呈现出血虚。（图26）

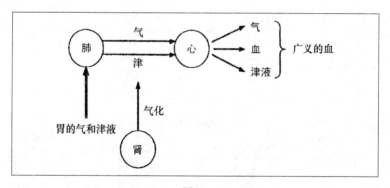

图26

血虚＝血中狭义津液的减少

而且血中狭义的津液，根据身体的状况在肺⟺心⟺脉中之血的循环过程中，进行出入调整，产生了生理或病理变化。

小青龙汤误治后阴阳失调与其他证候对比

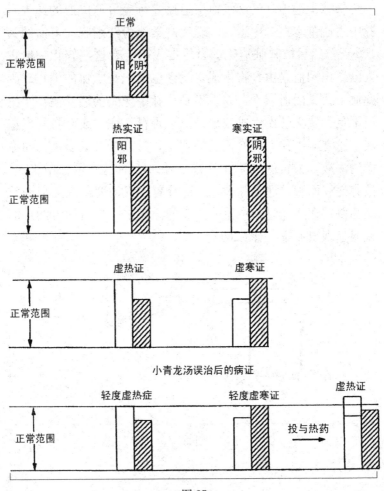

图 27

苓甘姜味辛夏仁黄汤

条文

第41条 若面热如醉，此为胃热，上冲熏其面，加大黄以利之。

苓甘姜味辛夏仁黄汤方

茯苓四两 甘草三两 五味子半升 干姜三两 细辛三两 半夏半升 杏仁半升 大黄三两

上八味，以水一斗，煮取三升，去滓，温服半升，日三服。

条文解析

第41条 若面热如醉，此为胃热，上冲熏其面，加大黄以利之。

投与苓甘五味加姜辛半夏杏仁汤后，颜面发热如醉酒状，此为胃热（虚中之实）上升所致。前面提到一系列处方的证候为小青龙汤误治所致。误治后随着发汗，胃的气和津液同时丧失，呈现出阴阳两虚证。在进行治疗的过程中，若胃阳虚明显可见胃或心下生饮；若胃阴虚明显，阴阳失调的结果可见胃热内生，从而发展为截然不同的寒证和热证。

```
        ┌─ 气不足 ──────→ 胃、心下生饮
   胃 ──┤
        └─ 津液不足 ────→ 胃热
```

处方解析

寒、热两证看似对立，实际两证之间相差不远。本系列

处方所对应的证候大多偏于虚寒证，用热药后有时变为热证。虚寒证用热药后尽管变成虚热证，在清热的同时也必须使用热药，不用热药的话就总是摆脱不了虚寒证。使用干姜、细辛等热药，即便出现了化热倾向，为了助胃气、肾气也不得不继续使用。"若面热如醉，此为胃热"明确指出了存在胃热，与此同时却并未去掉干姜，只是加入了大黄。单纯去掉干姜加入大黄的话，就将面临直接陷入虚寒证的危险。由此我们可以理解，看似相反的病证，虚寒与虚热，寒与热两证间的距离反而更近。这也是干姜三两与大黄三两并用，可应对一时性胃热的理由所在。

桂枝附子汤、去桂加术汤、
甘草附子汤、桂枝芍药知母汤、
乌头汤、防己地黄汤

总论

以上处方皆用于治疗"风湿相搏"或是"历节病"。"风湿相搏""历节病"属于痹证的范畴，在对处方进行解析之前，参考《伤寒论》、《金匮要略》、《黄帝内经》，我想对整个痹证谈谈自己的看法。

痹证（风寒湿病）

痹证是指现代医学所谓的疼痛性疾患，包括如 RA（风湿性关节炎）、神经痛、四肢疼痛性疾患等。

《内经素问·痹论》中有"风寒湿三气杂至合为痹也"，指出了痹证由六淫之中的风、寒、湿三邪合而致病。

风盛则为"行痹"＝（风痹）

寒盛则为"痛痹"＝（寒痹）

湿盛则为"着痹"＝（湿痹）

其他如湿热之邪造成"热痹"。

全部痹证，皆为病邪从人体的体表外壳（皮、肌）侵入身体内部（肉、筋、骨节），因此必然借助了风邪的引导作用。

发病原因

　　痛痹（寒痹）：寒邪＞风邪、湿邪

　　行痹（风痹）：风邪＞湿邪

　　着痹（湿痹）：风邪＜湿邪

　　热痹（湿热痹）：风邪、湿邪、热邪

　　痹证的发病原因如上所述，但发病时的原因并非等同于在人体进行邪正斗争，邪从体表外壳侵入身体内部造成慢性病变时的病因。特别是痛痹（寒痹），其发病原因为寒邪，寒邪能保持其性质侵入体表外壳的内部，造成慢性病变吗？很值得怀疑。就 RA 而言结论是否定的，疾病在慢性变化过程中，由于在体表展开了邪正斗争，寒邪基本失去了寒性，在某些情况下还会化热。因此慢性 RA 的主要病因为风湿邪，有时伴有热邪。但在某些神经痛中，也有病邪保持寒邪的性质呈现出慢性病程。

　　由"风湿相搏，身体疼痛，骨节疼烦"可知，《伤寒论》、《金匮要略》的观点也认为其主要病因为风湿邪，并用附子、乌头治疗"风湿相搏证"，或更进一步恶化的"历节病"。附子、乌头是用于风湿之邪所引起的病证，而并非用于寒邪的治疗。这一观点有别于"寒"或"寒湿"引起的痹证用附子、乌头来治疗。立论于此，下面以《伤寒论》、《金匮要略》的条文为中心进行详细说明。

　　《内经素问·痹论》中有"风寒湿三气杂至，合而为痹也。其风气胜者为行痹，寒气胜者为痛痹，湿气胜者为著痹"的论述，为现代中医学认识痹证发病原因的根源。

　　《内经》认为不论病情怎样变化，发病原因的寒邪依然持续存在，例如《素问热论》中有以下叙述。

人之伤于寒也，则为病热。

伤寒一日，巨阳受之。……故头项痛，腰脊强。

二日阳明受之。……故身热，目疼而鼻干，不得卧也。

三日少阳受之。……故胸胁痛而耳聋。

四日太阴受之。……故腹满而嗌干。

五日少阴受之。……故口燥舌干嗌渴。

六日厥阴受之。……故烦满而囊缩。

凡病伤寒而成温者，先夏至日者为病温，后夏至日为病暑（伏气）。

在治法上"其未满三日者，汗而已，其满三日者，可泄而已。"

如上所述，在《素问·热论》中发病原因虽为寒邪，目前展开的病态却为热证。

此外在《素问·举痛论》中有以下记载：

"寒气客于脉外则脉寒，脉寒则缩踡，缩踡则脉绌急，绌急则外引小络。故卒然而痛，得炅则痛立止。因重中于寒，则痛久矣。寒气客于经脉之中，与炅气相薄，则脉满，满则痛而不可按也。寒气稽留，炅气从上，则脉充大而血气乱，故痛甚而不可按也。（注：炅为热之意）

寒气客于脉中与热气相薄产生了疼痛，由上可知病因为寒邪但病态是热证。总之《内经素问》一贯认为，如果发病原因是寒邪，既使病态变为热证，其病因也还是寒邪。

与此相对，《伤寒论》认为发病原因尽管为寒邪，若其病态变为热证，则说明寒邪化热变为热邪。

让我们看看下面这三条。

第135条　伤寒六七日，结胸热实……

第136条　伤寒十余日，热结在里……

第236条　阳明病，……此为瘀热在里……

以上三条证实了寒邪变成热邪。总之对同样病态，《内经》认为寒邪造成了热证，《伤寒论》则认为虽由寒邪引起，但寒邪已经化热变成热邪。

因此我们就能理解，为什么《伤寒》、《金匮》认为与痹证相近病态的病因为风湿（而非风寒湿）。《内经》的治疗以针为主，而《伤寒》、《金匮》的治疗以汤液药物为主，由此造成了两者认识上的差异。在临床实际中，数月数年前的发病原因很难确定，从目前病态出发进行治疗更为重要。

痹证中的风邪湿邪

风邪：风邪分为外风和内风。外风指现代所谓的感染性病因（如病毒、细菌等）及气候、气温、气压的变化。内风是指人体阴阳失调而生风（如血虚生风）。

湿邪：分为外湿和内湿。外湿是指外界的湿邪（如湿气大的环境、病毒等）对人体的影响。内湿是指人体阴阳失调所内生的湿邪。而且内湿外湿相互呼应影响，在内湿存在的情况下，若感受外湿则湿邪的程度更为严重。

桂枝附子汤、去桂加白术汤（风湿相搏病）

条文

第174条　伤寒八九日，风湿相搏，身体疼烦，不能自转侧，不呕，不渴，脉浮虚而涩者，桂枝附子汤主之。若其人大便硬，小便自利者，去桂枝加白术汤主之

桂枝附子汤方　桂枝四两去皮　附子三枚炮去皮破　生姜三两切　大枣十二枚擘　甘草二两炙

上五味，以水六升，煮取二升，去滓，分温三服。

去桂加白术汤方　附子三枚炮去皮破，白术四两，生姜三两切，甘草二两炙，大枣十二枚擘

上五味，以水六升，煮取二升，去滓，分温三服。初一服，其人身如痹，半日许复服之。三服都尽，其人如冒状，勿怪。此以附子，术，并走皮内，逐水气未得除，故使之耳。法当加桂四两。此本一方二法，以大便硬，小便自利，去桂也。以大便不硬，小便不利，当加桂。附子三枚恐多也，虚弱家及产妇，宜减服之。

参考条文

《金匮·痉湿暍病脉证第二》

第19条　风湿相搏，一身尽疼痛，法当汗出而解，值天阴雨不止，医云，此可发汗，汗之病不愈者，何也？盖发其汗，汗大出者，但风气去，湿气在，是故不愈也。若治风湿者发其汗，但微微似欲出汗者，风湿俱去也。

条文解析

第174条　伤寒八九日，风湿相搏，身体疼烦，不能自转侧，不呕，不渴，脉浮虚而涩者，桂枝附子汤主之。若其人大便硬，小便自利者，去桂枝加白术汤主之。

桂枝附子汤

风湿之邪相搏结，侵入肉中导致"身体疼烦"，"不能自转侧"。邪未及里则"不呕不渴"。脉"浮虚而涩"（浮大软涩按之无力），显示风湿之邪在体表外壳（表），并伴有一定程度的气虚及血不行（络不通）。桂枝附子汤主之。

处方解析

桂枝附子汤为桂枝汤增加桂枝至四两，去芍药，加炮附子三枚所成。

桂枝四两、附子三枚、生姜三两推动胃气行于脉中之血、脉外之气，借其势又可驱除肉中互结的风湿之邪。芍药具下降之性，强力向下拉动胃气，故减去不用。大枣、甘草守胃。

通过强力推动脉中之血、脉外之气的运行，肉中的风湿之邪得以驱逐。对已经深及筋、骨、节的部分邪气，当然也可通过推动脉中之血、脉外之气而得以驱除。第174条"身体疼烦"的邪气主要存在于肉中。（图28）

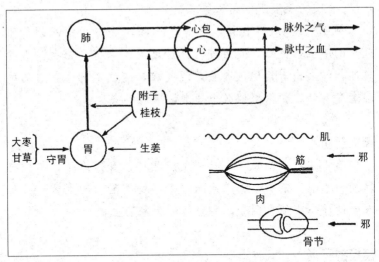

图 28

邪侵入部位	身体痛 ：肉
	屈伸不利：筋
	骨节痛 ：骨节

去桂加白术汤

去桂加白术汤由桂枝附子汤去桂枝，加白术四两而成，症状同桂枝附子汤，"大便硬，小便自利"为其特征。风湿之邪（湿较重）存在于体表外壳（主要在肉部）造成"身体疼烦"。体表外壳之湿的回流，主要经过肉→肌→心下→小肠→膀胱。湿影响到回流路的某一部分时，结果就造成"小便不利"或"小便自利"。

湿邪影响膀胱气化功能时，当然会出现小便不利。湿邪仅存于体表，当心下出入不利，肌→心下回流减少时，湿邪便开始留滞在体表。心下的升降功能正常，出入功能异常时，从外壳到肌→心下出现运行障碍，而其他通路保持正常时出现小便"自利"。

体表之湿造成津液回流减少，流注于小肠、大肠的津液不足，出现"大便硬"。（图29）

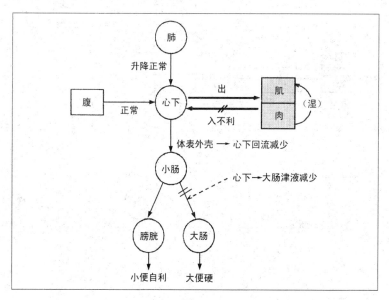

图29

处方解析

去桂加白术汤证与桂枝附子汤证相同，为风湿邪存在于外表（以肉部为主）。外表之湿，因心下出入不利（入不利），无法自行消散，在体表逐渐堆积。畅通肌→心下→小肠通路，才有治愈转机。桂枝对心下有上提、外散两方向作用，反而会影响体表外壳之湿回流，故去桂枝。白术可将体表外壳之湿从肌部向心下→小肠→膀胱引导，故大量（四两）使用，当然白术也能改善心下的出入不利（入不利）状态。有关白术的用量问题，将在真武汤处解析。（图30）

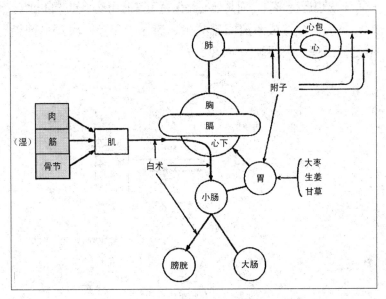

图30

甘草附子汤

条文

第175条　风湿相搏，骨节烦疼，掣痛，不得屈伸，近之则痛剧，汗出短气，小便不利，恶风不欲去衣，或身微肿者，甘草附子汤主之。

方　甘草二两炙　附子二枚炮去皮破　白术二两　桂枝四两去皮

上四味，以水六升，煮取三升，去滓，温服一升，日三服。

初服得微汗则解。能食，汗止复烦者，将服五合，恐一升多者，宜服六七合为始。

条文解析

第175条　风湿相搏，骨节烦疼，掣痛，不得屈伸，近之则痛剧，汗出短气，小便不利，恶风不欲去衣，或身微肿者，甘草附子汤主之。

风湿之邪相搏，引起骨节烦疼，疼痛剧烈不能屈伸。仅因为其他人靠近一些，疼痛便会加剧。汗出，气短，小便不利，恶风，身冷而不愿意脱衣服。有时出现轻度浮肿。此种病证甘草附子汤主之。

与上述桂枝附子汤证、去桂加白术汤证同样，甘草附子汤证也是由"风湿相搏"即风湿互结所造成。本证之邪，主要在于骨节、筋，故非身体痛，而是出现了"骨节疼烦"、"不得屈伸"，并且疼痛程度非常强烈。

由"汗出，短气"可推测存在气虚，为此皮气减少出现"恶风"。气虚和湿影响膀胱气化，故见"小便不利"。

甘草附子汤证的特征

①疼痛部位以骨节、筋为主。

②疼痛程度较桂枝附子汤证、去桂加白术汤证剧烈，需要紧急治疗。

③邪为风湿相搏，其中风邪与湿邪占同等比重（风邪≈湿邪）。去桂加白术汤证的湿邪程度较轻。

处方解析

并用桂枝和附子，特意不用生姜，全力推动脉中之血、脉外之气，以通络止痛。"初服得微汗则解"说明四两桂枝和二枚附子引起发汗，快速解除了体表外壳之湿。用二两白术祛除心下之饮，在肌→心下→小肠→膀胱循行过程中骨节、筋肉之湿被清除。总之通过推动脉中之血、脉外之气，从骨节、筋驱逐出来的风湿之邪中，风邪主要随汗外泄，湿邪由白术从尿排出。

附子提高肾、膀胱的气化功能，使小便不利得以改善。

甘草二两守护胃气。不用大枣，则桂枝、附子使胃气向脉中、脉外的供给强力而快速。省去大枣，还可缩短煎煮时间（甘草附子汤水6升→3升，桂枝附子汤水6升→2升），只用二枚附子即能充分起到通络止痛的效果。（请参考《经方药论》大枣项）

	甘草附子汤	桂枝附子汤
附子	炮二枚	炮三枚
桂枝	四两	四两
甘草	二两	二两
白术	二两	
生姜		三两
大枣		十二枚
通络止痛效果	（卅）风＝湿	（卄）风＞湿

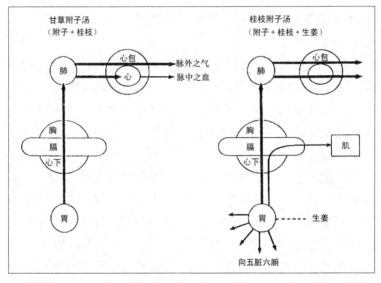

图 31

桂枝附子汤、去桂加白术汤、甘草附子汤中风湿邪对比

桂枝附子汤：风邪＞湿邪（存在于肉中）

甘草附子汤：风邪＝湿邪（存在于骨节、筋中）

去桂加白术汤：风邪＜湿邪（存在于肉中）

◆有关风湿病

第 174 条中有"伤寒八九日风湿相搏"，由此可知从发病开始到八、九天时就进入"风湿相搏"的状态。因此治疗"风湿相搏"病证的处方，只适合治疗 RA 初期的病变。

当关节出现明显的疼痛、肿胀、变形时就成为"历节病"，所对应的处方适用于 RA 的中晚期。《伤寒》、《金匮》用于"风湿相搏"病的处方有桂枝附子汤、去桂加术汤、甘草附子汤等，用于"历节病"的处方有桂芍知母汤、乌头汤。

除去少部分，RA 多表现为慢性长期病程，从发病初期到中晚期阶段的逐步发展过程中，"风湿相搏"的状态持续较长，需要运用治疗"历节病"之前的处方，其中关键的一味药就是芍药。在痛→肿→变形的症状变化中，"肿"成为固定不变的要点。

风湿之邪相搏，人体从而产生了各种各样的变化。"风湿相搏"是指风湿之邪互相协助，结为一体而对人体造成伤害，而非风邪湿邪各自单独对人体产生影响。因此与风邪、湿邪单独作用于人体的"风湿病"相比，伤害程度更为显著。此外由于正气与风湿邪展开了邪正斗争，有时会出现全身发热或局部蕴热。

在邪正斗争过程中产生了湿、饮、痰、血瘀等病理产物；人体表现出气虚、阳虚、血虚，有时为阴虚的虚象。（图 32）

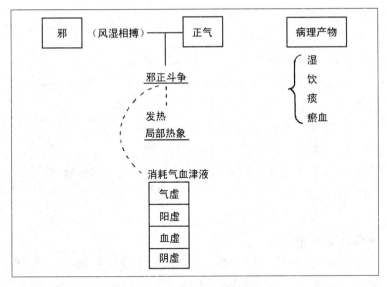

图 32

痛："风湿相搏"或是再加上病理产物从而造成了脉络不通。

肿："风湿相搏"，再加上（内部产生的）湿和饮所致。

局部热象：局部展开了邪正斗争。

变形：气血虚的基础上，湿、饮、痰、瘀交结而成。

长期进行的局部或全身的邪正斗争使气血消耗，而且在"风湿相搏"状态下，内部的阴阳失调所产生的湿造成关节肿胀的症状持续不缓解。在这种局面下，桂枝附子汤或去桂加术汤很难奏效。

为了更有效地除湿通络，必须使用芍药。因芍药的作用方向为向内、向下，必须同时稍稍增加桂枝、附子的用量。

参考处方：

桂枝 20 克　芍药 15 克　大枣 15 克　生姜 15 克　炙甘

草 10 克　炮附子 12～20 克

白术 20 克　薏苡仁 30 克

气血虚者加黄芪 30 克　当归 12 克

局部血瘀者加当归 12 克　川芎 15 克　丹参 12 克　乳没
各 6 克

有饮者加半夏 30 克

有痰者加贝母 15 克　瓜蒌仁 15 克

局部热象较盛者加知母 15～30 克，或加忍冬藤 15 克
秦艽 10 克　虎杖 10 克。

◆有关寒邪和痹证

痹证是由风、寒、湿、热邪等引起，并由二～三种
病邪互结而成，如所说的风湿之邪、风寒湿之邪、风湿
热之邪。极早期未见自然好转，或初期治疗不当的话，
几种病邪就会侵入体内（肉、筋、骨节）。此时侵入体
内的寒邪基本不再保持原有的寒性。痹证的发病原因在
于风寒湿邪等六淫之邪的相互作用，风邪为先导使湿邪
侵入体内，寒邪在与正气的邪正斗争过程中失去寒性，
或反而化热。

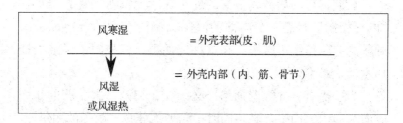

因此，初期的病因虽为风寒湿邪，一旦侵入体内呈慢性
发展时，病因几乎都变为风湿或风湿热。湿邪为外湿与内部

阴阳失调所产生的内湿相呼应，内外湿相加使病态恶化。在病因上，风湿邪、风寒湿邪在侵入体内的过程中，引起激烈的邪正斗争化热而成为风湿热邪，或是伴随较盛热邪的风湿热邪均属于"热痹"、"湿热痹"的范畴，可出现全身发热或局部红、肿、热等。

另一方面，当风湿邪或风寒湿邪侵入体内几乎没有化热或是稍有化热时，局部虽有一些热象，也不必考虑这个"热"，没有必要使用清热药物。即使全身发热出现低热时，也不必去治发热，针对风湿邪进行治疗就足够了。

如上所述，既使发病初期 RA 的病因中有寒邪存在，但在侵入体内的过程中，由于与正气所进行的邪正斗争，寒邪已丧失了其寒性。因此应对 RA 的疼痛，多数患者都想用制冷型外敷药物。

那么在什么情况下，寒邪会保持其寒性，侵透到几近正常的人体内部呢？从现代的社会环境而言，仅限于如冻死在雪山上，或长时间待在冷库里等特殊情况。在某些神经痛中，寒邪保持着寒性呈现出慢性病变。

◆寒冷刺激与寒邪

寒冷刺激有时也被称为"寒"、"寒邪"，因此必须与"所谓的寒邪"进行鉴别。

二者根本的区别在于是否引发了人体的邪正斗争。

①引起人体进入邪正斗争 ⋯⋯寒邪

②不引起人体进入邪正斗争⋯⋯寒邪（寒冷刺激）

换句话说，作为自然现象的风、寒、湿、热、燥不同于侵入人体后可能传变的六淫（风寒湿热燥），虽然后者也具有自然现象中风、寒、湿、热、燥的特质。

自然现象中冬天气温下降（寒冷），人体感觉寒冷，一般情况下不会因此而生病。

然而在冬天，如果感受了风寒邪，发为麻黄汤证时，就会出现恶寒、无汗、关节痛、发热等。风寒邪有时化热即变为白虎汤证，病变的部位也从太阳表证移行到阳明里证。

那么，寒冷刺激所造成疾病的发生机制为何呢？常听说几年甚至几十年前受伤的骨折部位一受寒就会出现疼痛，对人体而言即使没有特殊虚象，原本"旧伤"部位的气血运行较其他部位略微欠佳，寒冷刺激加重气血的不流通状态，故出现了疼痛。若人体存在轻度阳虚，则寒冷刺激的影响就更明显。

在广义的气中，狭义的气（阳气）具有温煦作用可温暖全身。然而体内与体外均受外气的影响，人体体温高低也各不相同，在冬天体外（尤其是皮肌部）的温度当然变低。若有轻度阳虚，体表外壳中阳气的温煦作用就会减弱。

此时，在气血运行略微不良的部位，暖和的时候即便没有问题，受到寒冷刺激后，"寒"侵透外壳，造成不通引发疼痛。

```
┌────────────────────────────────────────────┐
│    气血运行略微不良──────→气血不通（疼痛）     │
│              ↑                               │
│           寒冷刺激                            │
└────────────────────────────────────────────┘
```

与其说是"所谓寒邪"的侵入，不如说是"寒冷"直接穿透体表外壳，物理上使组织致冷，造成了气血不通，此时并未引起邪正斗争。寒冷刺激所造成的神经痛、冬天在山上冻死等就并未引发邪正斗争。部分寒疝的腹痛，就是由于

"寒"直接穿透体内所致，并未出现邪正斗争。

```
寒邪 → 外壳 → 传变（侵入）…… 有邪正斗争
寒   → 外壳    （穿透）…… 无邪正斗争
```

寒冷刺激使某部分气血运行不畅产生疼痛，即使寒冷刺激消失，已经出现的局部病变将会持续。此时用温通药物等改善局部气血不通状况，疼痛才得以消失。

温通药物的代表是炮附子，通过温暖人体可治疗局部不通。

另一方面，对一般的络不通，即使并非由寒冷引起，也可将少量生附子、生乌头做成丸药使用（1 次 0.03g～0.06g，一天 2～3 次）。少量的生附子、生乌头几乎没有温煦效果，只有通络止痛功效，对于热证可与清热药物并用。生附子、生乌头煎服使用时，煎煮时间太短会引起中毒，延长煎煮时间（70～90 分）的话，其止痛效果几乎消失，只残存温煦效果。病起寒冷者用炮附子 10～15g，RA 等止痛时，用少量生附子、生乌头做成丸药更为有效。

病例（三叉神经痛）

壮年男性，因工作繁忙有些疲劳，时逢秋天气候寒冷，出现三叉神经痛。因疼痛剧烈，去某医院就诊，与西药治疗无效。取乌头汤方意，使用生乌头 0.06g×3 次也不见效。用生乌头和炮附子 15g 煎服，疼痛消失。

下面让我们来分析一下寒冷刺激或是空调等造成关节疼痛加重类型的痹证。

慢性 RA 到中期后，邪正斗争在体表外壳的局部已长期进行，阳气被逐渐消耗，随之呈现出气虚及阳虚。在寒冷刺激下症状恶化，局部（关节）疼痛肿胀加重，有时伴有发热。

◆有关气虚及阳虚

气虚与阳虚——从质和量进行考察

中医学认为气虚兼有寒象者为阳虚，这是非常暧昧的说法。下面分析一下气虚与阳虚的差异。

气虚和阳虚一样，有轻症和重症的不同。重症的气虚与轻症的阳虚相比，当然前者病情更加危重，不见得阳虚一定重于气虚。

当然气虚加重后有可能转为阳虚，但我们必须认识到气虚与阳虚的概念迥然不同。

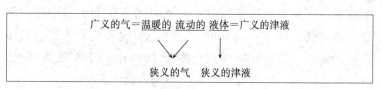

"温暖"的特性由强到弱又可分为三个等级，1）热，2）温，3）不热。

一般来说狭义的气和狭义的津液在保持相对均衡的状态下构成了广义的气（阴阳调和）。当剧烈运动或邪正相争时，胃气受到鼓舞高达通常的数倍，此时主要是狭义的气受到鼓舞。因狭义的气具有"热"的性质，受到鼓舞后迅速产热，故造成发热，表现为所谓的阳病。相反狭义的气不得振奋时便为阴病。

日常或患病时会出现狭义的气减少，所产生的广义之气的温煦作用便减弱，就是说只能生成质地低劣的广义之气。

劣质的广义的气＝不热　流动的水

处在只有质地低劣广义之气生成的状态时，即使寒邪入侵，狭义之气也不能振奋，表现为阴病。如果平常只生成质地低劣的广义之气，因狭义之气的温煦作用不足，则出现全身畏寒、手足冷，严重时出现厥冷、颜面发青、全身机能减退等阳虚表现。

另一方面，在广义之气中狭义之气与狭义之津虽保持着相对均衡，但广义之气的总量减少。比如正常人在山上遇难，几天都没有摄取食物，就会出现广义之气产生不足，表现为全身倦怠感，易疲劳，2～3天内不会出现全身怕冷，手足寒的症状。总之气虚就是广义之气的数量减少。

广义之气质地劣化……阳虚
广义之气数量减少……气虚

狭义之气的生成与胃、脾、肾的阳气相关。从用药的角度来看，干姜鼓舞胃脾的阳气，附子鼓舞肾的阳气，黄芪针对广义之气数量的减少。

伴有手脚发凉，怕冷等阳气不足症状的 RA 有以下 2 种情况：

① 全身出现了一定程度的阳气不足。

② 风湿邪与正气的邪正斗争主要在体表展开。

阳气严重不足，无法承担在体表展开的邪正斗争时，邪气被允许直接侵入体内，其病态与长期在体表进行邪正斗争的 RA 有所不同。与此相反，正气受到异常鼓舞时出现的病态也与一般的 RA 有所不同。

> 局部的疼痛，肿胀（热）＝与风湿邪的邪正斗争在局部进行
> 寒冷刺激下怕冷、手脚发冷加重＝全身阳气不足

下面谈一下寒冷刺激或夏天的空调造成 RA 恶化的病理病机。

人体本阳气不足，又遇上寒冷刺激，阳气更被消耗。迄今为止阳气虽略有不足但至少能与风湿邪相对抗，维持着较弱的邪正斗争势态。在正气与邪气相拮抗的过程中，正气减弱，邪气（风湿）之势增强。对邪气之势的增加，正气虽处于一定阳气不足的状态，也会被再次振奋，展开了较前更为激烈的邪正斗争，因此出现了全身发热（多为低热），局部发热（热感不强），结果使疼痛、肿胀加重。随着邪气减弱到从前的状态，这种邪正斗争的程度也随之下降，正气和邪气又维持在较弱的邪正斗争状态。然而此时的正气大多较以前更为虚弱。

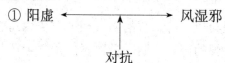
① 阳虚 ←————————→ 风湿邪

对抗

阳虚，正气与风湿邪拮抗，保持着相对平衡状态，症状比较稳定。

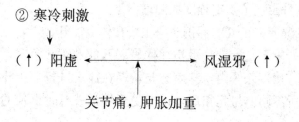
② 寒冷刺激

（↑）阳虚 ←————————→ 风湿邪（↑）

关节痛，肿胀加重

寒冷刺激造成阳虚程度一时加重，风湿邪的力量相对加大。

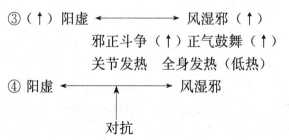

③（↑）阳虚 ←——————→ 风湿邪（↑）
邪正斗争（↑）正气鼓舞（↑）
关节发热　全身发热（低热）
④ 阳虚 ←——————→ 风湿邪
对抗

邪正斗争的程度较原来降低，阳虚的程度多较以前加重。

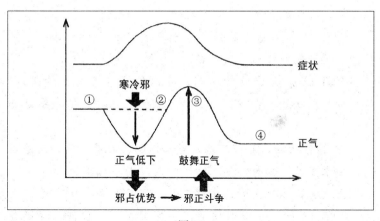

图33

总之寒冷刺激下出现恶化的 RA，与其说风寒湿或寒邪的再次入侵所致，不如说主要在于阳气不足。因有气虚、阳虚的一面，寒冷刺激下才会出现症状加重，而且阳气不足的 RA 患者伴有易疲劳、易汗出、怕冷、手足发冷等常见的气虚、阳虚症状。气虚用黄芪，阳虚用附子来治疗。

历节病

《金匮·中风历节病脉证并治第五》

①第8条 寸口脉沉而弱，沉即主骨，弱即主筋，沉即为肾，弱即为肝，汗出入水中。如水伤心，历节黄汗出，故曰历节。

②第9条 趺阳脉浮而滑，滑则谷气实，浮则汗自出。

③第10条 少阴脉而弱，弱则血不足，浮则为风，风血相搏，即疼痛如掣。

④第11条 盛人脉涩小，短气自汗出，历节疼，不可屈伸，此皆饮酒汗出当风所致。

⑤第12条 诸肢节疼痛，身体魁羸（成无己注解本，尪），脚肿如脱，头眩短气，温温欲吐，桂枝芍药知母汤主之。

方 桂枝四两，芍药三两，甘草二两，麻黄二两，生姜五两，白术五两，知母四两，防风四两，附子二两炮

上九味，以水七升，煮取二升，温服七合，日三服。

⑥第13条 味酸则伤筋，筋伤则缓，名曰泄。咸则伤骨，骨伤则痿，名曰枯。枯泄相搏名曰断泄。营气不通，卫不独行，营卫俱微，三焦无所御，四属断绝，身体羸瘦，独足肿大，黄汗出，胫冷，假令发热，便为历节也。

⑦第14条 病历节不可屈伸，疼痛，乌头汤主之。

方 治脚气疼痛，不可屈伸。

麻黄，芍药，黄芪，甘草炙各三两，川乌五枚㕮咀以蜜二升煎取一升即出乌头

上五味，哎咀四味，以水三升，煮取一升，去滓，内蜜煎中，更煎之，服七合，不知，尽服之。

（为了便于说明，按①～⑦排列如上。）

历节病是指"风湿病"、"风湿相搏病"的症状进一步恶化后，各处的关节肿胀疼痛，有时某些关节局部出现发热，随之产生了变形，身体也逐渐消瘦。如前所述，在一般慢性RA中，寒邪已经失去了寒性，或反而化热。而另一方面，风湿之邪仍保持了其原有性质，成为慢性 RA 的主要病因。在长期病程中，湿邪与内生湿邪相合，多变化成为湿热、饮、痰等病理产物。同时血的运行恶化，局部出现瘀血。长期进行的邪正斗争又进一步消耗气血。以上多重原因作用的结果，造成全身羸瘦，局部关节变形。

虚象

邪正斗争在局部长期持续的结果，全身的气血津液被消耗。出现了①～⑦条文中所述的虚象。

条文①寸口脉沉而弱，沉即主骨，弱即主筋，沉即为肾，弱即为肝…（肝肾不足）

条文③少阴脉浮而弱，弱即血不足，浮即为风，风血相搏，即疼痛如掣。……（血虚）

条文④盛人脉涩小，短气…（脉涩小为血虚，短气为气虚）

条文⑤身体魁羸…短气…（气、血、阴不足）

条文⑥骨伤即痿…营卫俱微…身体羸瘦…（气、血、阴不足以及肾不足）

从以上条文可知，历节病中气血不足很突出，血虚的基础上风邪扰动，"风血相搏"而产生剧烈疼痛。全身发冷，手足冷等表明存在阳虚。

正气：气虚 阳虚 血虚 阴虚
五脏：肝肾不足

历节病中的风邪

在外感病中，风邪为其他病邪的先驱，首先侵入人体。现在的感染性疾病（病毒、细菌等）或是气候变化（温度、湿度、气压等）均可归入风邪的范畴。例如轻度的高原病（气压变化），表现为类似"感冒"的症状。而且人体内部的阴阳失调也产生内风。

历节病的病因，以风邪和湿邪为主，历节病中的风邪是指什么而言呢。

①外感风邪作为发病病因仍旧残存。

②长期邪正斗争结果，消耗了阴血，产生内风（例如血虚生风：血中津液被消耗，出现血虚，产生内风）。

③第①和第②的风邪相合，成为历节这种慢性病中的风邪。

④在第③项风邪的基础上，又感受新的风邪（感染、气候变化等），风邪增势，导致症状恶化。

在 RA 病程中，即使关节疼痛肿胀等控制良好，每当遇到气候变化，或感受空调冷气，或感冒，RA 的症状便会急剧恶化。正是在原来风邪的基础上又加上新的风邪，才使症状恶化。有时偶尔会出现相反的情况，感冒发热后 RA 的疼痛减轻了，这是由于新的风邪引发了邪正斗争，使局部的风湿邪一时性减轻。

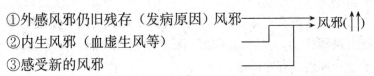

①外感风邪仍旧残存（发病原因）风邪————→ 风邪(↑↑)
②内生风邪（血虚生风等）
③感受新的风邪

人体	病邪	有形的病理产物	无形的病理
气虚	风邪		气滞
阳虚	湿邪 → 湿热		
血虚	→ 饮		
(阴虚)	→ 痰		
	瘀血		

关于"历"

（据《大汉和辞典》）

①过、移、经、渡；Ⅰ经过空间、行、巡；Ⅱ经过时间。②经历；③越；④阅；⑤全部、遍；⑥许久；⑦阿谀；⑧历；⑨数、计算；⑩按顺序、治；⑪选；⑫混；⑬乱；⑭稀；⑮极、至极；⑯到；⑰近、接近、到达；⑱一同、互相；⑲明显；⑳锅、窑、釜；㉑分；㉒沥、㉓枥；㉔马厩的托梁、㉕疬；㉖雳；㉗轧；㉘姓。

桂枝芍药知母汤

条文

《金匮·中风历节病脉证并治第五》

第12条　诸肢节疼痛，身体尪羸，脚肿如脱，头眩短气，温温欲吐，桂枝芍药知母汤主之。

方　桂枝四两　芍药三两　甘草二两　麻黄二两　生姜五两　白术五两　知母四两　防风四两　附子二两炮

上九味，以水七升，煮取二升，温服七合，日三服。

条文解析

《金匮·中风历节病脉证并治第五》

第12条 诸肢节疼痛，身体魁羸，脚肿如脱，头眩短气，温温欲吐，桂枝芍药知母汤主之。

风湿病或是风湿相搏病未治愈，气血不足，病理产物湿热、饮、痰、瘀血内生，造成历节病。各个关节疼痛"诸肢节疼痛"，身体消瘦"身体魁羸"，脚肿胀"脚肿如脱"。胃、心下停饮，胃的守胃机能失调，饮上升至头则"头眩"，胃气上逆则"温温欲吐"。气虚，肺气宣散肃降不利则"短气"。

在桂枝芍药知母汤条文中未出现"历节"一词，但其症状与第13条"身体羸瘦、独足肿大……便为历节也。"相类似，可知桂枝芍药知母汤为治疗历节病处方。

处方解析

桂枝、麻黄、防风、附子祛风。

麻黄、芍药、附子、白术祛湿。

桂枝、麻黄、附子、芍药活血止痛。

五两生姜，使胃气供给至全身，并可祛除胃中之饮而止呕。

知母清解偏于体表外壳内部（骨节、肉、筋）之热。

芍药、知母、生姜养肾阴，附子鼓舞肾阳。

甘草调和诸药并守胃。

乌头汤

条文

《金匮·中风历节病脉证并治第五》

第14条　病历节不可屈伸，疼痛，乌头汤主之。

方　治脚气疼痛，不可屈伸。

麻黄，芍药，黄芪，甘草炙各三两，川乌五枚㕮咀以蜜二升煎取一升即出乌头

上五味，㕮咀四味，以水三升，煮取一升，去滓，内蜜煎中，更煎之，服七合，不知，尽服之。

条文解析

《金匮·中风历节病脉证并治第五》

第14条　病历节不可屈伸，疼痛，乌头汤主之。

历节病，不可屈伸伴有疼痛时，乌头汤主之。也可用于脚气所引起的疼痛及不能屈伸。

历节病，诸关节出现疼痛、肿胀、变形，部分关节有时出现发热，局部汗出。此时不仅骨节（关节），而且筋（肌腱）也出现病变，在骨节疼痛、肿胀、变形的基础上，筋也出现僵硬，不能屈伸，治以乌头汤。

乌头汤一般用于寒湿之邪所致历节病，尤其寒邪为胜时（寒湿之邪引起关节疼痛，屈伸不能）。《金匮要略·中风历节病脉证并治第五》关于历节病的定义中，并未记载寒邪可致"不可屈伸疼痛"。

第8条…沉即主骨，弱即主筋…汗出入水中…历节黄汗出，故曰历节。

第10条…弱即血不足，浮则为风，风血相搏，即疼痛如掣。

第11条…历节疼，不可屈伸，此皆饮酒汗出当风所致。

第13条…骨伤则痿…营卫俱微…身体羸瘦…黄汗出，

胫冷，假令（骨节）发热，便为历节也。

由以上条文可知，病因为风湿邪，症状并非由寒邪直接引起。

在实际临床中，RA 关节疼痛加重时，确实多见关节发热。关节剧烈疼痛时，不论是自觉还是他觉均没有冷感。因此乌头、麻黄不是用来驱遂寒邪，而是用来通络、驱逐风湿之邪。关节局部发热，热致局部汗出并伴疼痛者用乌头汤。到了 RA 末期，各个关节已变形，接近卧床不起状态，炎症反应也为阴性，平时基本感觉不到疼痛，阳虚明显遇到寒冷刺激时才会出现关节疼痛。此时不论自觉还是他觉上关节都发冷。这种 RA 主要为阳虚，不适合用乌头汤，而适合用四逆辈。

处方解析

麻黄、黄芪、乌头祛风。

麻黄、黄芪、乌头、芍药去湿通络止痛。

黄芪补气，甘草补胃气守胃。

黄芪、甘草不仅补气且与补血有关。

蜜减轻乌头毒性，又具有守胃功能。

参考：

①使用蜂蜜，提高了乌头的吸收速度，发挥出乌头的速效性。

②《伤寒论》、《金匮要略》痹证处方中所用的附子，为 2～3 枚炮附子（约 20～30g）。在我们临床上，一日用量为炮附子 6～20g 煎服。增加炮附子的用量，多不能如期待一样提高止痛效果。因此直接服用减毒附子，如炮制附子粉或

加工附子粉，与煎服 1/3 或 1/4 量炮附子具有同等以上的效果。炮附子煎 40～60 分后，乌头碱类等减少，可能影响附子的药效。

以上第①、②条，为鸟取县福田佳弘先生所传授。

附子

《本经》下品

味辛温。生山谷。治风寒咳逆邪气。温中。金疮。破癥坚积聚。血瘕寒湿。

跦躄拘挛。膝痛不能行步。

《别录》下品

味甘，大热，有大毒。主治脚疼冷弱，腰骨风寒，心腹冷痛，霍乱转筋，下利赤白坚肌骨，强阴。又堕胎，为百药长。生犍为乃广汉。八月采为附子，春采为乌头。

功效：

（1）生用

振阳作用（鼓舞阳气）。

尤其鼓舞胃肾之阳气（四逆汤、干姜附子汤等）。

（2）炮用

①与生用同样的振阳作用（较生用为弱）。

②温补肾气（肾气丸等）。

③推进胃气向脉中之血、脉外之气运送，通络止痛。

④在第③项的作用下，驱逐肌、肉、骨节中风邪、湿邪。

⑤在第③项的作用下，具有温通作用。

⑥推动脉外之气，使脉外之气外出腠理，与麻黄相配伍

具有发汗作用。

参考:

附子的主要功效为温通,并不禁忌用于热证。需要通
络止痛时,即使存在热证,在并用清热药的同时可使用
附子。

例:附子＋知母

附子＋石膏

乌头

《本经》下品

味辛温。生山谷。治中风恶风洗洗。出汗。除寒湿痹。
咳逆上气。破积聚寒热。其汁煎之。名射罔。杀禽兽。

《别录》下品

乌头:味甘,大热,有毒。消胸上淡冷,食不下,心腹
冷疾,脐间痛,肩胛痛不可俯仰,目中痛不可力视。又
堕胎。

射罔:味苦,有大毒。主尸症癥坚,及头中风痹痛。

乌喙:味辛,微温,有大毒。主治风湿,丈夫肾湿,阴
囊痒,寒热历节,掣引腰痛,不能行步,痈肿脓结。又
堕胎。

功效:①通络止痛

②祛风湿

较之附子,乌头具有强有力的能络止痛、祛风湿作用,
但没有振阳、温肾作用。

记载有四肢疼痛的条文

太阳病

第20条　四肢微急，难以屈伸者（桂枝加附子汤）

第35条　身疼，腰痛，骨节疼痛（麻黄汤）

第38条　身疼痛（大青龙汤）

第62条　身疼痛（桂枝加芍药生姜各一两人参三两新加汤）

第91条　身疼痛者（桂枝汤、四逆汤）

第146条　以节烦疼（柴胡桂枝汤）

第174条　身体疼烦（桂枝附子汤、去桂加白术汤）

第175条　骨节烦疼（甘草附子汤）

少阴病

第305条　身体痛，…骨节痛（附子汤）

第316条　四肢沉重疼痛（真武汤）

霍乱

第386条　身疼痛（五苓散、理中丸）

《金匮要略》

痉湿暍病脉证第二

第21条　身烦疼（麻黄加术汤）

第22条　一身尽疼（麻黄杏仁薏苡甘草汤）

第24条　身体疼烦（桂枝附子汤、白术附子汤）

第25条　骨节疼烦（甘草附子汤）

疟病脉证并治第四

第4条　骨节疼烦（白虎加桂枝汤）

中风历节病脉证并治第五

第12条　诸肢节疼痛（桂枝芍药知母汤）

第 14 条　不可屈伸，疼痛（<u>乌头汤</u>）

第 17 条　百节疼痛（《千金》三黄汤）

血痹虚劳病脉证并治第六

第 15 条　四肢酸疼（小建中汤）

五脏风寒积聚病脉证并治第十一

第 16 条　腰以下冷痛（甘草干姜茯苓白术汤）

水气病脉证并治第十四

第 29 条　身疼重，烦躁（桂枝加黄芪汤）

　　除上述处方外，上述下划线的处方也常用于痹证。另外，越婢汤、越婢加术汤、桂枝二越婢一汤等处方也可用于"热痹"、"湿热痹"。

　　论方意，《温病条辨》中的三仁汤（杏仁、半夏、滑石、薏苡仁、通草、白豆蔻、淡竹叶、厚朴）和宣痹汤（防己、杏仁、滑石、薏苡仁、连翘、山栀子、半夏、赤小豆皮、蚕砂）与麻杏薏甘汤相近。《活人书》中的白虎加苍术汤为白虎汤的加减方，可用于治疗湿热痹。

关于麻杏薏甘汤

《金匮·痉湿暍病脉证第二》

　　第 22 条　病者一身尽疼，发热，日晡所剧者，名风湿。此病伤于汗出当风，或久伤取冷所致也。可与麻黄杏仁薏苡甘草汤。

　　方　麻黄去节半两汤泡　甘草一两炙　薏苡仁半两　杏仁十个去皮尖炒

　　上剉麻豆大，每服四钱匕，水盏半，煮八分，去滓温服，有微汗，避风。

　　在本条文中，药物用量及服用方法与《伤寒金匮》的其他处方不同。

《外台》薏苡麻黄汤

方：薏苡仁半升 麻黄四两去节 甘草二两炙 杏仁二两

上四味，㕮咀，以水五升，煮取二升，分再服。汗出即愈。

本处方与《伤寒》、《金匮》中的处方，在用量、服用方法上相近似。

因此麻杏薏甘汤的药物用量、服用方法应遵循《外台》薏苡麻黄汤。

（请参考《经方医学（第二卷）》）

阴虚的痹证

长期邪正斗争的结果，痹证易出现气血不足，也可见阴的不足。尤其是热痹、湿热痹长期持续不缓解时，热伤阴致阴虚。对此《伤寒论》、《金匮要略》在本来用于"中风"的防己地黄汤、用于阳明病的白虎汤中加入滋阴祛湿药物组成处方来对应。

便于参考，选取《滋阴论》（章真如著）中的 2 个处方如下：

滋阴养液汤：干地黄、玄参、麦门冬、钩藤、桑枝、牛膝、狗脊、草决明、杜仲、海桐皮、当归

甘寒通络饮：石膏、知母、石斛、白芍、玄参、麦门冬、牡丹皮、瓜蒌根、瓜蒌仁、桑枝、忍冬藤、甘草

防己地黄汤

条文

《金匮·中风历节病脉证并治第五》

第 6 条 "防己地黄汤"治病如狂状妄行，独语不休，

无寒热，其脉浮。

防己一两　桂枝　防风各三两　甘草二两

上四味，以酒一盃，渍之一宿，绞取汁，生地黄二斤㕮咀蒸之如斗米饭久，以铜器盛其汁，更绞地黄汁，和分再服。

条文解析

《金匮·中风历节病脉证并治第五》

第6条　"防己地黄汤"治病如狂状妄行，独语不休，无寒热，其脉浮。

防己地黄汤用于如发狂一样，乱动不休，一个人不停地自言自语，肌表无寒热，脉呈浮者。

因各药物的用量非常之少，有的学说认为防己地黄汤本来不是《金匮要略》的处方。我们专门采用《千金》防己地黄汤的处方用量。

防己地黄汤证的病理存在2个重要问题（图34）：

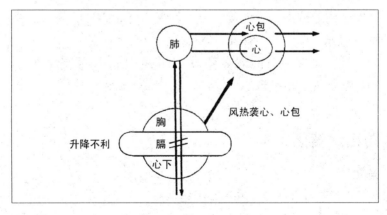

图34

①《金匮要略·中风历节病》"中风证"（与外风中风迥异），非常重视血虚的一面。反映在第 2 条"浮者血虚"，第 6 条"营缓则为亡血"等条文。防己地黄汤证同样为血中津液不足（血虚），内风及虚热内生。

②胸、膈、心下升降不利。

第①、②的病理性血虚，导致"风热"内生，袭心，扰乱心神，出现"如狂状妄行，独语不休"。

"脉浮"为血虚生风之象，"无寒热"提示决非外风所致。

处方解析

将大量生地黄绞碎，与蒸米饭同样时间蒸之，绞取其汁，放入铜器中。取与地黄相比少量的防己、桂枝、防风、甘草，用酒浸泡一晚上，绞取其汁放入铜器中。两汁混合，一日二回服用。

大量生地黄经过蒸制，所取汁可补益血中津液，养血熄风。防己、桂枝改善膈的升降不利机能（与木防己汤中防己、桂枝的用法相近）。防风治内风。桂枝、甘草含桂枝甘草汤之意，使胃中气津上行至心、心包。桂枝与大量地黄可补心中阴血，安定心神（与炙甘草汤中桂枝、地黄的用法相近）。

用酒浸泡的用意，在于稍微引出这些药物的气味，使药性易于作用于血分。酒为米的精微，血为人体的精微，古人从同气相求出发，认为用酒浸泡可使药物易于作用于血分。

防己地黄汤本来是治疗"中风证"的处方，也可用于痹证。

即使不用原来那种蒸取地黄汁，再加酒渍防己、防风、桂枝、甘草的繁杂方法，一般将干地黄、防己、防风、桂枝、甘草进行煎煮，也可治疗风湿病阴血虚者。

实际临床上对部分 RA，我个人是用防己地黄汤来治疗。中国文献中使用防己地黄汤的例子也不在少数。

用于热痹（湿热痹）的处方
湿　重：麻杏薏甘汤（杏仁薏苡仁汤）
湿热并重：（宣痹汤）（加减木防己汤）桂枝二越婢一汤
热　重：越婢加术汤（白虎加苍术汤）
带（）的为经方以外的处方

经方以外常用于痹证的药物

秦艽	苦辛平	去风湿，除黄疸，清虚热	10～15g
木瓜	酸温	舒筋活络，和胃化湿	10g
海桐皮	苦辛平	去风除湿，痛经止痛，杀虫止痒	10～12g
忍冬藤	甘寒	清热解毒，去风通络	15～30g
桑寄生	苦平	补肝肾，去风湿，养血安胎	10～30g
徐长卿	辛温	去风止痛，温经通络，解毒消肿	10～15g
松节	苦温	去风燥湿，活血止痛	10～15g
羌活	辛苦温	去风散寒，胜湿止痛	6～15g
独活	辛苦微温	去风除湿，通痹止痛	10g
威灵仙	辛微苦温	去风除湿，通络止通	10～30g
千年健	辛温	去风湿，强筋骨，止痛消肿	10g
伸筋草	苦辛温	去风除湿，舒筋通络，活血消肿	10～15g
桑枝	苦平	去风湿通经络，利关节，行水气	10～15g
五加皮	辛苦温	去风湿，强筋骨	10～30g
蚕砂	辛甘温	去除风湿，活血通络	10～15g

海风藤	辛苦微温	去风湿，通经络	10g
清风藤	苦辛平	去风湿，通经络，利尿	10～15g
狗脊	苦甘温	去风湿，补肝肾，强筋骨	10～15g
虎杖	辛甘平	去风湿，破瘀通经（风在骨节间）	15g
姜黄	苦辛温	破血行气，通经止通，驱风疗痹	10g
乳香	苦辛温	活血止痛，消肿生肌	1～10g
没药	苦辛平	散瘀止痛，消肿生肌	6～10g
牛膝	苦酸平	散瘀通经络，补肾，强筋骨	10～15g
补骨脂	辛苦温	补肾阳，治腰膝冷痛	5～15g
仙灵脾 (淫羊藿)	辛甘温	去风湿，补肾助阳，壮筋骨	5～15g
地龙	咸寒	清热利水，通经络	5～15g
白僵蚕	咸辛平	熄风解痉，化痰，祛风泄热 消肿散结（用于关节变形）	10g

参考处方

宣痹汤（《温病条辨》）

防己、杏仁、滑石、薏苡仁、连翘、山栀子、半夏、赤小豆、蚕砂

加减木防己汤（《温病条辨》）

防己、石膏、桂枝、薏苡仁、杏仁、滑石、通草

桑枝 15～30g　地龙 6g　白僵蚕 10g　忍冬藤 12g　秦芃 10g　威灵仙 6g　丹参 12g　当归 9g（乳没各 6g）　薏苡仁 30g　防己 12g　滑石 15g　生甘草 6g（或加黄芪 15～30g、芍药 15g、其他滋阴药物等）

参考：转为慢性的 RA 几乎都存在气虚、血虚，因此在各处方中加入黄芪、当归，兼有阳虚者，加入炮附子。

桂姜草枣黄辛附子汤、枳术汤

条文

《金匮·水气病脉证并治第十四》

第30条　师曰，寸口脉迟而涩，迟为寒，涩为血不足，趺阳脉微而迟，微则为气，迟则为寒，寒气不足，则手足逆冷，手足逆冷，则营卫不利，营卫不利，则腹满肠鸣相逐。气转膀胱，营卫俱劳。阳气不通即身冷，阴气不通即骨疼。阳前通则恶寒，阴前通则痹不仁，阴阳相得，其气乃行，大气一转，其气乃散，实则失气，虚则遗尿，名曰气分。

第31条　气分，心下坚，大如盘，边如旋杯，水饮所作，桂枝去芍药如麻辛附子汤主之。

桂姜草枣黄辛附子汤方　桂枝三两　生姜三两　甘草二两　大枣十二枚　麻黄二两　细辛二两，附子一枚炮

上七味，以水七升，煮麻黄，去上沫，内诸药，煮取二升，分温三服，当汗出，如虫行皮中即愈。

第32条　心下坚，大如盘，边如旋杯，水饮所作，枳术汤主之。

枳术汤方

枳实七枚　白术二两

上二味，以水五升，煮取三升，分温三服，腹中耎，即当散也。

参考条文

第24条　……若阳气前绝，阴气后竭者，其人死，身

· 138 ·

色必青，阴气前绝，阳气后竭者，其人死，身色必赤，腋下温，心下热也。

第29条 ……若卫气前通者，小便赤黄，与热相搏，因热作使，游于经络，出入脏府，热气所过，同为痈脓。若阴气前通者，阳气厥微，阴无所使，客气内入，嚏而出之，声嗢咽塞，寒厥相追，为热所拥，血凝自下，状如豚肝，阴阳俱厥，脾气孤弱，五液注下，下焦不盍，清便下重，今便数，难，齐筑湫痛，命将难全。

《金匮·水气脉证并治第十四》

第20条 师曰，寸口脉沉而迟，沉则为水，迟则为寒，寒水相搏，趺阳脉伏，水谷不化，脾气衰则鹜溏，胃气衰则身肿。少阳脉卑，少阴脉细，男子则小便不利，妇人则经水不通，经为血，血不利则为水，名曰血分。

《伤寒论》、《金匮要略》所载处方是未留大名的天才之人（不明确是一个人还是数人，假称为X）所创，并非出自张仲景之手。张仲景在序文中写到："……乃勤求古训，博采众方，撰用素问，九卷，八十一难，阴阳大论，胎胪药录，并平脉辨证，为伤寒杂病论十六卷，……"张仲景博采众方，在参考其他书籍的基础上编写了《伤寒杂病论》。由此可知至少《伤寒论》辨脉法第一、平脉法第二、伤寒例第三并非X所作，乃张仲景或王叔和之作。在这些篇章中展开了对"阴气"、"阳气"、"五行论"的论述，而在条文与处方相衔接的篇章中从未出现过类似论述。

在伤寒例第三中有："阴阳大论云……"，"今搜采仲景旧论……"，说明此篇非X也非仲景所作。

《金匮要略·水气病脉证并治第十四》第30条的文体内

容不同于条文与处方相衔接的条文，反而与辨脉法第一相近。因此第 30 条的条文，恐怕是王叔和添加的条文。正因为如此我们反而要解说一下。

条文解析

《金匮·水气病脉并治第十四》

第 30 条 师曰，寸口脉迟而涩，迟则为寒，涩为血不足。趺阳脉微而迟，微则为气，迟则为寒，寒气不足，则手足逆冷，手足逆冷，则营卫不利，营卫不利，则腹满胁鸣相逐。气转膀胱，营卫俱劳。阳气不通即身冷，阴气不通即骨疼，阳前通则恶寒，阴前通则痹不仁，阴阳相得，其气乃行，大气不转，其气乃散，实则失气，虚则遗尿，名曰气分。

师曰，寸口脉迟涩者，迟为寒，涩为血不足。趺阳脉微迟，微为气不足，迟为寒。寒盛气不足则手足逆冷。手足逆冷则营卫不利。体表外壳的营卫运行不利，在腹部寒气与阳气相争，出现腹满，胁鸣。下焦寒盛，被追赶的阳气转到膀胱，营卫因而疲敝。阳气不通则全身发冷，阴气不通则骨节痛。阳气与阴气不得并行，阳气先通则恶寒，阴气与阳气不得并行，阴气先通则麻木不仁（知觉麻痹）。阴气与阳气相和则气得以巡行，大气一转，郁结在膀胱之气得散。气实则矢气（放屁），气虚则遗尿。名为气分。

气血不足虚寒证之人，遇寒气外袭，体表外壳的营卫运行不利，出现"手足逆冷"。外壳营卫减少，造成腹部气血相对过剩，气与腹中寒气相争出现"腹满胁鸣"。斗争失败，气从腹部被赶到并封闭至膀胱，因此体表外壳的营卫愈来愈疲敝。体表外壳的阳气不通，不仅导致手足冷，而且出现

"全身冷"。阴气不通不得濡润骨节则"骨疼"。此后，阳气较阴气率先流通时，全身发冷得以解除，只有背部恶寒。与全身发冷相比，背部恶寒的病态为轻。阴气较阳气率先流通时，在原本阳气不足的体表外壳，阳气越来越外散，导致"麻木，知觉麻痹"，其病态较"身冷"更为严重。阳气先流通，出现背部恶寒的症状后，阴气与阳气相和而巡行，郁结在膀胱的气得以发散，气实则放屁，如大气一转，开始在全身巡行。另一方面，全身阳气不足"痹不仁"者，因内部膀胱的气化不能，开合作用失调则出现遗尿。以上症状皆属于气分。

◆关于阴气、阳气

在此对并非出自《伤寒论》本来条文的阴气、阳气，稍加说明。

在《经方医学（第一卷）》中已定义如下：

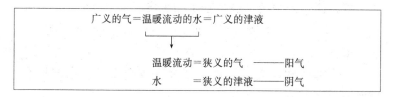

从狭义的气＝阳气，狭义的津液＝阴气考虑更易于理解。狭义的气，温暖身体具有防卫作用，其性热，可视为火。另一方面，狭义的津液，滋润全身，其性寒，可视为水。狭义的气（阳气）和狭义的津液（阴气）均衡相合后组成广义的气进而巡行全身（阴阳调和）。激烈运动时，所产生的狭义的气（阳气）远远大于所产生的狭义的津液（阴气），所以出现发热。同样在急性热病等一般的邪正斗争中也会出现发热。相反阴阳失调虚寒证之人，所生成的狭义的气（阳气）较狭义的津液（阴气）为少，故行动迟缓，身体冷，手足冷。

所谓"阳前通"，是指正气针对寒气发起反攻，狭义的气（阳气）生成增加，运行的广义的气之中阳气相对较多。在此状况下，不是全身发冷（身冷），而只存在背部恶寒。另一方面所谓"阴前通"，是指面对寒气，正气不能反攻，寒气反而抑制阳气，狭义的气（阳气）产生减少，运行的广义的气之中阳气匮乏，故见"痹不仁"。

与水气病相似，但非水气病者，在《金匮要略·水气病》中列举出第20条"名曰血分"，第30条"名曰气分"。

第31条　气分，心下坚，大如盘，边如旋杯，水饮所作，桂枝去芍药如麻辛附子汤主之。

气分病，心下硬，大小如钵，其边缘如圆杯，这是由水饮所致。桂枝去芍药加麻辛附子汤主之。

第32条　心下坚，大如盘，边如旋杯，水饮所作，枳术汤主之。

心下部坚硬，大小如钵，其边缘成圆形，为水饮所致，枳术汤主之。

《金匮·水气病脉证并治第十四》第31条、第32条的不同

这2条的内容几乎相同，肯定在什么地方出现了错误。第31条的气分病必须与第32条的水气病鉴别开来。在《医宗金鉴》中，第30条的条文后紧接着"桂姜草枣黄辛附子汤"，删除了第31条中"气分……水饮所作"这段文字。然而我们不能只是将第31条的条文全部删除，为了区别于第30条，从类似中应该认识到不同。我的意见是：第31条为气分病，主要是气的异

常。就心下的状态而言，与第32条的"心下坚"无法鉴别。第31条为气痞，第32条为水痞，如此认识是否更好。

第31条为气痞，故保留"心下痞，大如盘，边如旋杯"，删除"水饮所作"。总之气痞导致心下升降出入不利，气郁结在心下胀满如盘大，边缘似杯。即心下并非停留有湿、饮、痰等实体性病理产物，而是气的郁滞导致心下痞。因此其痞与"泻心汤证"同样，按之不坚也不硬，虽胀满但应该比较柔软。

故将第31条中"水饮所作"删除，修改如下：

气分，心下痞，大如盘，边如旋杯，桂枝去芍药加麻辛附子汤主之。

另一方面，第32条为水痞，水饮这种病理产物存于心下，故心下坚，胀大如盘状。

水气病，水饮潴留心下，造成心下升降出入不利。心下出入不利，导致肌气回流障碍，肌湿内生。心下之饮，有时沿直达路上升，引发吐涎。

总之心下异常，尽管同样表现为心下胀满大如盘状，一是气痞，一是水痞，病理迥异，通过按压根据软硬程度即可鉴别。

处方解析

桂姜草枣黄辛附子汤

第30条、第31条的病理，最终都是由于寒气造成体表外壳之气（前通卫气、后通卫气、脉外之气、肌气）运行障碍，导致心下气结出现心下痞，在升降出入不利的状况下，内部剩余的气与在里的寒气相争，引发种种症状。

第30条"实则失气，虚则遗尿"提示有虚实两种证型，桂姜草枣黄辛附子汤用于虚证。桂姜草枣黄辛附子汤使心下郁气行散，使胃气与前通之气、后通之气、脉外之气、肌气相接续，使内外之气的运行正常化。

桂枝、麻黄、附子、生姜————————推动前通卫气
麻黄、附子————————————————推动后通卫气
桂枝、麻黄、附子、生姜、细辛——推动脉外之气
桂枝、生姜————————————————推动肌气
大枣、炙甘草————————————————守胃
生姜、附子、细辛————————————鼓舞胃肾
桂枝、麻黄、附子、生姜、细辛—推动心下之气上升，外出

　　桂枝汤去掉具有向内、向下作用的芍药后，就成为向全方位推动胃气（上、外、下）的处方。推动脉外之气，不仅促进体表外壳的气血运行，且可推动内部的气血运行。（图35）

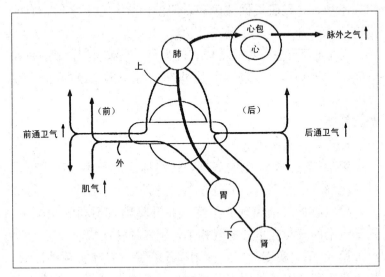

图 35

以上对桂姜草枣黄辛附子汤进行了解析，如前所述我们认为第 30 条恐怕为王叔和所记，而且我们认为第 31 条存在有错误。

枳术汤

枳实、白术将心下之饮降至小肠→膀胱而被祛除。

参考：

患结缔组织病的一位中年妇人，三年间早上唾液源源不断地上涌，要用掉二盒面巾纸，因心下痞硬故主要用了枳术汤，症愈。另外对肝硬化腹水，加味枳术汤也有较好的疗效。

真武汤

条文

第82条 太阳病发汗，汗出不解，其人仍发热，心下悸，头眩，身𥆧动，振振欲擗地者，真武汤主之。

方 茯苓 芍药 生姜各三两切 白术二两 附子一枚炮去皮破八片

上五味，以水八升，煮取三升，去滓，温服七合，日三服。

第316条 少阴病，二三日不已，至四五日，腹痛，小便不利，四肢沉重疼痛，自下利者，此为有水气。其人或咳，或小便利，或下利，或呕者，真武汤主之。

后加减法 若咳者，加五味子半升，细辛一两，干姜一两。若小便利者，去茯苓。若下利者，去芍药，加干姜二两。若呕者，去附子，加生姜，足前为半斤。

参考条文

第67条 伤寒，若吐，若下后，心下逆满，气上冲胸，起则头眩，脉沉紧，发汗则动经，身为振振摇者，茯苓桂枝白术甘草汤主之。

茯苓桂枝白术甘草汤方

茯苓四两 桂枝三两去皮 白术 甘草各二两炙

上四味，以水六升，煮取三升，去滓，分温三服。

桂枝去桂加茯苓白术汤方

芍药三两 甘草二两炙 生姜切 白术 茯苓各三两
大枣十二枚擘

桂枝附子去桂加白术汤

附子三枚炮去皮破　白术四两　生姜三两切　甘草二两
炙　大枣十二枚擘

条文解析

第82条　太阳病发汗，汗出不解，其人仍发热，心下
悸，头眩，身瞤动，振振欲擗地者，真武汤主之。

太阳病发汗，发汗后仍有发热，心下悸，头眩，身体颤
动（身瞤动），摇摇晃晃要摔倒（振振欲擗地），真武汤
主之。

太阳病误发汗，大量出汗后尽管表邪已不复存在，发热却
不得愈。误发汗时皮气、肌气、脉外之气随汗丧失，胃、心
包、肾之气变虚。误发汗又引起心下升降出入不利。（图36）

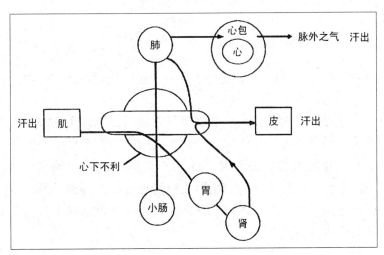

图36

胃气不足胃饮内生，胃气不守及心下不利使胃饮潴留在心下。因心下不利胃气不得与上方的肺（胃→心下、膈、胸→肺→心、心包）相接续，胃饮又使胃气不得与下方的肾（胃→肾）相接续，不得内守的胃气向外表肌部漏出则"发热"。此时发热的病机，与胃气在邪正斗争鼓舞下外出肌部不同，是由于胃虚（胃不守）胃气外泄肌部所致，与里寒外热（真寒假热）的四逆汤证的病机相近。（图37）

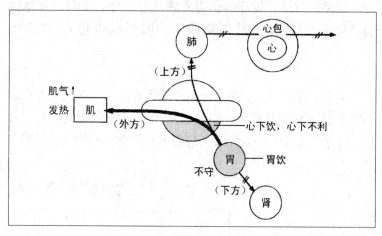

图 37

　　后通卫气随汗丧失，本已虚弱的肾因得不到胃气的涵养更为虚弱，肾的气化作用衰弱则水气内生。伴有水气的肾气上升至升降不利的心下则"心下悸"，其不同于胃气过度地下注于肾，之后从下向上猛烈上行而出现的上冲和奔豚。不得内守的胃气，与胃饮及心下之饮相伴，沿直达路上升至头部而产生"头眩"。（图38）

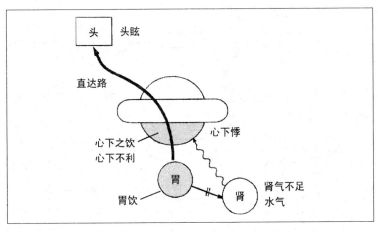

图 38

　　心下不利，肌部回流障碍导致湿内生于体表外壳。胃气不得与上方的肺、心、心包相接续，脉中之血、脉外之气不能濡养肉和筋，出现颤颤微微"身瞤动"。肉失去气血濡养，呈现没有力气，摇摇晃晃站不住"振振欲擗地"。

　　体表外壳中存在的湿又阻碍了脉中之血及脉外之气的运行，加重了"身瞤动""振振欲擗地"。（图 39）

发　热：胃气不足（里寒）→ 不守 → 向外肌部漏出（外热）
心下悸：肾气不足 → 气化不足 → 肾水 → 心下
头　眩：胃气不守 → 心下之饮 → 直达路 → 头部

　　第 316 条　少阴病，二三日不已，至四五日，腹痛，小便不利，四肢沉重疼痛，自下利者，此为有水气，其人或咳，或小便利，或下利，或呕者，真武汤主之。

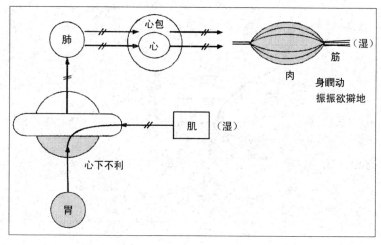

图 39

少阴病，二三天治不好，又经过四五天，腹痛，小便不利，四肢沉重疼痛，自下利者，真武汤主之。

少阴病经过数日，胃、肾阳气不足，胃饮及心下之饮内生，又因心下出入不利，肌部回流恶化，肌、肉部湿邪内生。肾气不足，膀胱开合失司导致"小便不利"。胃气不足，小肠失养，肾气不足肾的气化作用衰弱，气化不及小肠，小肠的分别作用失调则"自下利"。肌、肉之湿使脉外之气运行恶化则"四肢沉重"。同样脉中之血不能濡养小肠之络和肉中之络则出现"腹痛"、"四肢疼痛"。"或咳，或小便利，或下利，或呕"均为心下之饮所引起的症候。心下有饮，心下升降不利，肺的宣散肃降失调"或咳"；心下饮下流膀胱"或小便利"；下流大肠"或下利"；心下及胃饮使胃气上逆至口则"或呕"。（图40）

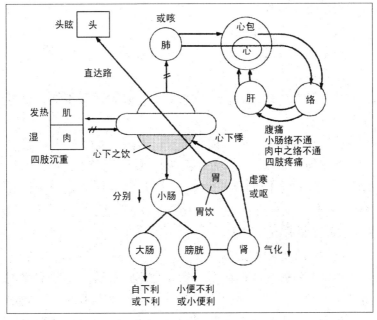

图 40

处方解析

生姜、附子鼓舞胃气，祛除胃饮；芍药、生姜使胃气向肾供给；附子鼓舞肾气，补肾；芍药促进肌、肉中湿的回流，提高从心下到小肠、膀胱、大肠的第二肃降功能。附子、生姜所鼓舞的胃气，注入并推动脉中之血、脉外之气运行，与芍药推动血的回流作用相结合，具有通络作用。白术祛除心下饮，由此可促进肌、肉中湿的回流；茯苓除肾水，祛除皮水、血中多余的水、胸中的水。关于白术、茯苓下面还将详细论述。

◆关于白术

审视《伤寒论》、《金匮要略》各处方中白术的用量时，可看出以下大概规律。

去心下饮：白术二两

枳术汤，真武汤，泽泻汤，苓桂术甘汤，茯苓戎盐汤

去胃饮及心下饮：白术三两

黄土汤，桂枝人参汤，人参汤，《外台》茯苓饮，茯苓泽泻汤

去体表外壳中（肌、肉）湿：白术三～五两

越婢加术汤（《千金方》四两），桂枝附子去桂加白术汤（四两），桂枝去桂加茯苓白术汤（三两），桂芍知母汤（五两），附子汤（四两），防己黄芪汤（《千金·风痹门》，四两），麻黄加术汤（四两）

违背以上原则的处方：

甘草干姜茯苓白术汤（二两），甘草附子汤（二两），术附汤（《近效方》二两），白术附子汤（二两），麻黄升麻汤（六铢）

其中"若大便坚，小便自利者，桂枝附子去桂加白术汤主之。"的白术附子汤处方中，全部药物的用量为桂枝附子汤的一半。

桂枝附子汤：桂枝四两 生姜三两 附子三枚 甘草二两 大枣十二枚

白术附子汤：白术二两 生姜一两半 附子一枚半 甘草一两 大枣六枚

因此原本的白术附子汤中药物用量当为现在的二倍，白术就由二两变为四两，用量上符合祛除体表外壳中湿的功效。甘草附子汤与去桂加白术汤（白术四两）相比，外壳中湿邪的量较少，故只用了二两白术，且附子与桂枝并用，通过发汗可祛除体表外壳之湿，用二两白术也不算少。

◆关于茯苓

茯苓主要用于祛除皮湿，胸中之饮，血中之水，并可用于祛除膈、肾的水。

"膈间支饮，……宜木防己去石膏加茯苓芒硝汤主之。"（茯苓四两）

"……心下有支饮故也。小半夏汤主之。"

"……膈间有水，……小半夏加茯苓汤主之。"（茯苓三两）

在以上处方中，茯苓用于祛除膈间之水。在桂苓五味甘草汤、苓甘姜味辛夏仁黄汤中，茯苓（四两）用于祛除肾水。苓桂枣甘汤（茯苓八两）、苓桂术甘汤（茯苓四两）同此。

对白术和茯苓的小结

归纳以上认识，对白术和茯苓的用法总结如图41：

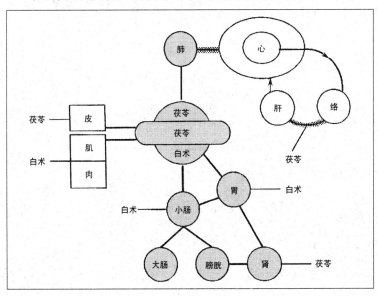

图41

白术：针对体表外壳（肌、肉）之湿，用三～五两。

针对胃、心下之饮，用三两。

针对心下饮，用二两。

茯苓：祛除胸、膈、皮部、肾、膀胱的湿和饮。

附子汤

条文

第304条　少阴病，得之一二日，口中和，其背恶寒者，当灸之，附子汤主之。

方　附子二枚炮去皮破八片　茯苓三两　人参二两　白术四两　芍药三两

上五味，以水八升，煮取三升，去滓，温服一升，日三服。

第305条　少阴病，身体痛，手足寒，骨节痛，脉沉者，附子汤主之。

《金匮·妇人妊娠病脉证并治第二十》

第3条　妇人怀妊六七月，脉弦发热，其胎愈胀，腹痛恶寒者，少腹如扇，所以然者子脏开故也，当以附子汤温其脏。

条文解析

第304条　少阴病，得之一二日，口中和，其背恶寒者，当灸之，附子汤主之。

本条只描述了"少阴病得之一二日"，"口中和"，"背恶寒"的症候。少阴病本为胃、肾阳气不足。胃的阳气不足引起胃寒及胃的守胃机能失调，阳气已经不足的胃气被排挤到外肌部，形成肌湿。在本条中胃阳不足并未导致胃饮内生，胃寒且胃中无饮故"口中和"。"口中和"说明不属于口渴、口苦等里热证，也不属于呕吐等胃饮证，但没有否定存在里寒证。肾气不足导致后通卫气减少故见"背恶寒"。

胃：阳气不足→胃寒→胃不守→胃津外溢→肌湿
肾：阳气不足→后通卫气减少→背恶寒

一般广义的胃气中，阴（津）阳（阳气）处于均衡状态。第304条、第305的胃气中，阳（阳气）较少，阴（津）相对较盛。

第305条　少阴病，身体痛，手足寒，骨节痛，脉沉者，附子汤主之。

少阴病为胃、肾气不足的里虚寒证故"脉沉"。由于胃寒，胃气不得内守，被排挤到外肌，使肌、肉、骨节中生湿。胃气游溢于外肌，与上方的肺，下方的肾不相接续，即胃气无法向上供给（胃→肺→心→脉中之血、胃→肺→心包→脉外之气、胃→肺→前通卫气）。胃气也无法向肾供给，胃→肾→后通卫气（也有助于肺的宣散）减少，故"手足寒"。肌、肉、骨节中有湿且随着脉中之血、脉外之气减少，肌、肉、骨节之络不通，产生"身体痛"、"骨节痛"。

手足寒
｛
脉外之气↙
前通卫气↙
后通卫气↙

《金匮·妇人妊娠病脉证并治第二十》
第3条　妇人怀妊六七月，脉弦发热，其胎愈胀，腹痛恶寒者，少腹如扇，所以然者，子脏开故也，当以附子汤温其脏。

本条为妊娠六七个月时，因蒙受外界寒气而突然发生的病症。若为少阴病附子汤证，则处于胃、肾原本不足状态，妊娠不可能持续到六、七个月。妊娠六、七个月时，母体的气血被胎儿大量消耗，容易出现气血不足，如果没有特殊变故可以维持到生产。然而不幸的是，在妊娠六、七个月时突然蒙受了寒气造成里（胃、肾、血室）寒而表现为本病症。寒气伤胃，胃气不得内守，外出肌部则"发热"。因是急性病症，此时胃气本身并无阳气不足，故出现发热。若属第304条、第305条的少阴病，因胃气中阳气减少，阴气（津）为盛，就会外溢而形成湿。（图42）

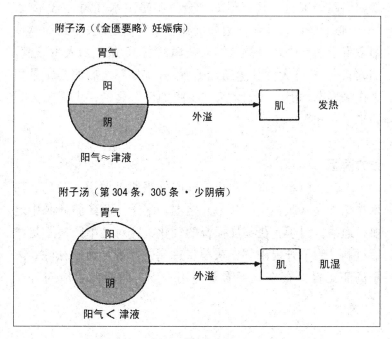

图42

胃气不得内守外出肌部，胃气与脉中之血不得接续，导致脉中之血的运行恶化。腹中因有寒气而变冷，血的运行愈发恶化，引起络不通出现"腹痛"。胃气与肾也不相接续，肾气不足，后通卫气减少出现"恶寒"。胃、肾、腹中及血室皆出现寒象。由于上述理由，血室之络运行恶化。胃、肾与血室关系密接，胃气养血室，肾的气化及开合作用影响血室。尤其当肾虚导致开合作用失调时，血室（子脏）不能保持关闭状态，"下腹部胀痛"，面临流产的危险。附子汤温里（尤其温子脏），避免了流产的危险。

对"少腹如扇"有不同解释，有学说认为是指少腹发冷就如用扇子扇过一样。但如《金匮要略·水气病》第31条"……心下坚，大如盘，边如旋杯……"（桂枝去芍药加麻黄细辛附子汤）中，以及《妇人杂病》第13条"妇人少腹满，如敦状……"（大黄甘遂汤）中所述，"如"之后的文字是用来比喻形态，因此我们认为"少腹如扇"是指"少腹胀大如同扇子一样"。

处方解析

人参、白术守胃，防止胃气向外表肌部游溢。芍药、白术祛除外壳（肌、肉、骨节）之湿。附子、芍药温通脉中之血，通络。附子、茯苓加强肾的气化，针对血中阳气不足津液过剩，附子升提阳气，茯苓将过剩的津液从血中祛除。附子汤证无胃饮存在，不需要使用生姜。四两白术应对外壳之湿。

真武汤与附子汤的对比

	芍药	茯苓	白术	附子	生姜	人参
真武汤	三两	三两	二两	一枚	三两	
附子汤	三两	三两	四两	二枚		二两

真武汤与附子汤组成药物相似，病机却有所不同。真武汤证为心下有饮、胃中有饮。用二两白术以祛除心下之饮，用三两生姜以祛除胃中之饮。附子汤证以肌湿为主，心下可能有饮，却不存在胃饮。在胃，主要病理是胃寒引起胃的守胃机能失调。因此附子汤中没有使用生姜，只加了二两人参。同时四两白术也起到守胃作用。

无论真武汤还是附子汤，均为胃、肾不足所致里虚寒证，真武汤为胃饮及心下饮与不得内守的胃气相携，向外移动。附子汤是由于守胃作用失调，相对缺少阳气的胃气向肌部外行，超越了肌的回流能力，造成肌、肉、骨节处生湿。《金匮要略》中的附子汤为外界寒气所致的急性病症，胃气被寒气迫于外肌，造成发热。此时由于胃气本身的阳气并未减少，故出现发热。又因胃气行于外，与上方的脉中营血及脉外之气不相接续，加上外壳（肌、肉、骨节）中有湿，气血运行受阻，造成"身体痛"、"骨节痛"。

附子汤的第一功效是守胃，用了人参二两，白术四两。在守胃方面，白术可防止胃气向上、向外散失。胃虚寒导致守胃机能失调，胃气向肌部外溢，胃中不存在饮，因此没有必要使用生姜。缺少阳气的胃气（阳气＜津液）外溢肌部时，体表外壳中蕴湿；阳气较多的胃气（阳气≈津液）外溢肌部时，就会出现发热。附子与芍药并用，温通脉中之血，通络。白术与芍药并用，推动肌部回流通路，祛除肌及肉、骨节中之湿。附子、茯苓加强肾的气化，对血中阳气不足，津液过剩也有作用。

桂枝甘草汤

条文

第64条　发汗过多，其人叉手自冒心，心下悸欲得按者，桂枝甘草汤主之。

方　桂枝四两去皮　甘草二两炙

上二味，以水三升，煮取一升，去滓，顿服。

（辨发汗后病脉证并治第十七第97条中也有同样条文。）

条文解析

第64条　发汗过多，其人叉手自冒心，心下悸欲得按者，桂枝甘草汤主之。

过度发汗后，心下动悸，胸苦闷，自己想用两手按着胸，桂枝甘草汤主之。

过多发汗主要消耗了脉外之气。脉外之气由胃→肺→心包→脉外之气供给，当脉外之气一时大量缺失时，出现心包气虚。因虚引起胸苦闷，也只能自己用手按着，"其人叉手自冒心"（喜按）。发汗过多，对心下的升降出入也造成影响。尤其当心下的升降作用失调时，胃气不易向肺的方向上行来养护已虚的心包，而是向下注入到肾，结果造成上焦、心包之虚，又引发了肾气上冲。可是因为心下升降不利，上升也没能超越心下而出现"心下悸"。条文中未记载"上冲"，其病理机制同于其他苓桂剂。（图43）

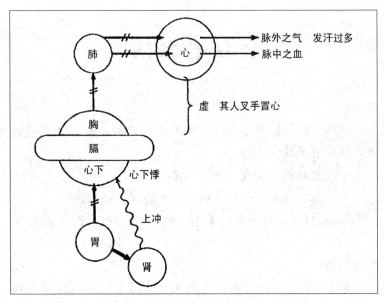

图 43

发汗后胃气自然丧失，但虚象主要局限在心包。相对于
上焦、心包之虚，胃气过度供给到下焦的肾，超越了肾气的
固摄作用而向心包上冲。（图 44）

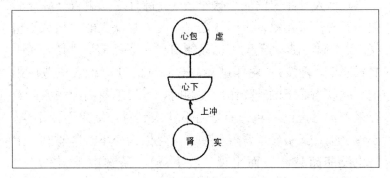

图 44

正气在心包（上）、在肾（下）的虚实不平衡，诱发了冲气。

处方解析

发汗过多导致心包之气及胃气丧失，故用炙甘草二两守胃，生胃气。用桂枝四两使胃气运行以充填已虚的心包。针对胃→肾→上冲的趋势，又通过推动胃→肺→心包运行，来平复上冲。

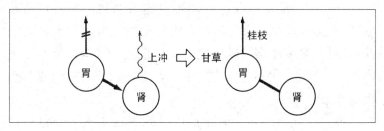

图 45

桂枝又可改善胸、膈、心下的升降不利。桂枝甘草汤这张方子是后面将要叙述的苓桂剂（苓桂术甘汤、苓桂枣甘汤、苓桂味甘汤）的母方。

桂枝甘草汤的方意与桂枝去芍药汤比较接近。桂枝去芍药汤用于"太阳病，下之后，脉促，胸满者"，由于误下产生了胸满（虚满），仅出现胸气虚引起的胸满，未见肾气上冲。桂枝甘草汤是由于误发汗导致心包气虚"其人叉手自冒心"，并由此引起肾气上冲，较虚满所致的胸满更为紧急，表现出心下悸的症状。与桂枝去芍药汤相比，后者桂枝甘草汤就必须更强效有力。为此桂枝从三两增加至四两，并且采取顿服的方式；去掉具有守胃作用的甘草、大枣中的大枣；不使用具有多个作用方向的生姜。桂枝四两、炙甘草二两确实有力地将胃气上运至心包。顺便提一下，桂枝和甘草的一次用量，桂枝甘草汤（1次性顿服）与桂枝去芍药汤（每次服1/3量）相比较，桂枝为4倍，甘草约为3倍。

◆关于上冲、奔豚、悸、烦

气或水气从下焦肾向上上升，引起上冲、奔豚、悸等。胃气上升至心下、胸等也会产生悸，而上冲、奔豚是气或水气从下焦肾向上上升的结果。例外的有《伤寒论》第166条"……气上冲咽喉不得息者，此为胸有寒也，……宜瓜蒂散。"（胸中有寒，胸气不利，胃气不得上升，注入肾而上冲），还有第326条"厥阴之为病，消渴，气上撞心，心中疼热……"（胃阴不足，胃中生热，不得内守的胃气成为热而上冲心）等。

烦（心烦、虚烦、烦躁）直接原因在于胸、心包有热（虚热、实热）。（图46）

这种热大致可分为以下三种。

①胸、心包原有的热。

②病根在胃。胃热造成胃不内守，胃气向胸、心包过度运行。也有因为胃虚寒，胃不内守，胃气被迫于胸、心包。

③病根在肾。肾阴不足，阴虚阳亢，胸、心包生热。

悸，由于过剩的气或水气从下焦上升，或由于胃气过度上升，也可能由于心下、胸等部位升降不利所致。

悸，多由气或水饮从肾上冲，然而在临床上也可见胃气上升所致。

如：①进食后不久出现的动悸（胸、心）。

②恶心、呕吐，同时伴有动悸（胸、心）。

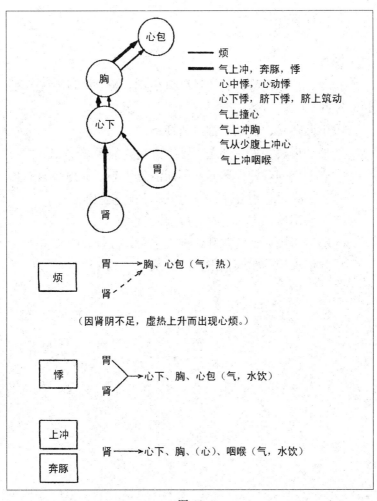

图 46

也可参考《伤寒论》第 102 条的条文，"伤寒二三日，
心中悸而烦者，小建中汤主之。"

烦躁，热扰乱心神所致。

烦：自觉症状

躁：他觉症状

参考：

转载《伤寒论辞典》（刘渡舟主编，解放军出版社）第
446 页如下：

①阳明热盛，扰动心神，故烦躁。

②外邪束表，里热郁遏，不得宣泄，故烦躁。

③心阳伤动，神失濡养，不能潜敛于心，故烦躁。

④汗出太过，消耗津液，胃气不和，故烦躁。

⑤阴盛阳微，虚阳上扰，故烦躁。

⑥邪盛正衰，真气散乱，神不主舍，故烦躁。

⑦阳郁求伸，驱邪外出，故烦躁。

桂枝甘草龙骨牡蛎汤

条文

第118条　火逆下之，因烧针烦躁者，桂枝甘草龙骨牡蛎汤主之。

方　桂枝一两去皮　甘草二两炙　牡蛎二两熬　龙骨二两

上四味，以水五升，煮取二各升半，去滓，温服八合，日三服。

条文解析

第118条　火逆下之，因烧针烦躁者，桂枝甘草龙骨牡蛎汤主之。

误用火灸，又误下。因烧针而烦躁者，桂枝甘草龙骨牡蛎汤主之。

火逆即误用烧针或灸等使用火的治疗方法，又误用了下法。烧针后出现了烦躁，对此又误行了下法，用桂枝甘草龙骨牡蛎汤治疗。烧针主要使脉外卫气丧失，使心包气阴丧失。为治疗烦躁所误行的下法，又使胃的气阴丧失。心包、胃的气和津液同时缺失，但阴（津液）的不足相对明显。阴不能制约阳，心包阳气散乱，虚热内生而出现烦躁。（图47）

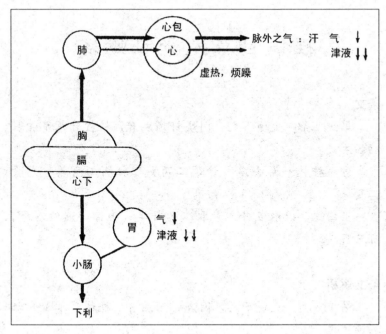

图 47

处方解析

二两甘草养胃的气津，守胃。一两桂枝使胃的气津与肺、心、心包相接续。龙骨、牡蛎止汗，止利，固摄阳气、阴气，收敛，治烦躁，尤其可治疗心神不宁，具有安神作用。桂枝甘草汤中桂枝：甘草＝2：1，桂枝甘草龙骨牡蛎汤中桂枝：甘草＝1：2，由此可知本方的重点在于守胃。辛温的桂枝少量使用，而用龙骨、牡蛎安心神除烦躁。

龙骨、牡蛎

请参考《经方医学（第二卷）》、《经方药论》。

苓桂术甘汤、苓桂枣甘汤、苓桂味甘汤

总论

	茯苓	桂枝	白术	甘草	大枣	五味子	生姜	泽泻
苓桂术甘汤	四两	三两	三两	二两				
苓桂枣甘汤	八两	四两		二两	十五枚			
苓桂味甘汤	四两	四两		三两		半升		
茯苓甘草汤	二两	二两		一两			三两	
茯苓泽泻汤	八两	二两	三两	二两			四两	四两
苓姜术甘汤	四两		二两	二两	干姜四两			
五苓散	十八铢 （3）	十二铢 （2）	十八铢 （3）		猪苓十八铢 （3）			三十铢 （5）

　　苓桂术甘汤、苓桂枣甘汤、苓桂味甘汤被称为苓桂剂，这三个方子皆用于气从肾向上方上冲的证候，病理表现有气上冲胸，奔豚（欲作），气从少腹上冲胸咽等。肾的气化作用衰弱，肾中水饮内生，水饮随气的上冲而向上升腾。为此用四两以上茯苓来祛除肾中水饮，助肾气化。针对胃→肾→上冲的病理趋势，用三两或四两桂枝，二两或三两甘草，使其向肾→胃→胸→肺的方向转换。（图48）

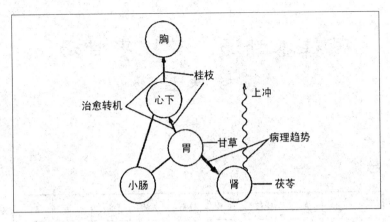

图 48

茯苓甘草汤和茯苓泽泻汤也用了茯苓和桂枝，但桂枝只用了二两，使用桂枝的目的在于防止肾气上冲。桂枝将胃气向胃→心下→胸→肺方向上引，主要使胃气贯穿膈从心下向胸上升，因此这两张方子不能归在苓桂剂范畴。

茯苓桂枝白术甘草汤

条文

第 67 条　伤寒，若吐，若下后，心下逆满，气上冲胸，起则头眩，脉沉紧，发汗则动经（痉），身为振振摇者，茯苓桂枝白术甘草汤主之。

方　茯苓四两　桂枝三两去皮　白术甘草各二两炙

上四味，以水六升，煮取三升，去滓，分温三服。

《金匮·痰饮咳嗽病脉证并治第十二》

第 16 条　心下有痰饮，胸胁支满，目眩，苓桂术甘汤主之。

　　方　茯苓四两　桂枝三两　白术三两　甘草二两

　　上四味，以水六升，煮取三升，分温三服，小便则利。

　　（白术三两乃二两之误）

　　第17条　夫短气有微饮，当从小便去之，苓桂术甘汤主之，肾气丸亦主之。

条文解析

　　第67条　伤寒，若吐，若下后，心下逆满，气上冲胸，起则头眩，脉沉紧，发汗则动经（痉），身为振振摇者，茯苓桂枝白术甘草汤主之。

　　伤寒病误吐或误下后，心下逆满，气从肾上冲胸，站立时头眩，脉沉紧，身体摇摇晃晃，苓桂术甘汤主之。若再次误发汗则动经（痉）。

　　误吐或误下导致胃的守胃机能失调，胃气不足胃饮内生。守胃机能失调所致的胃饮，从胃至心下故"心下逆满"。心下停饮又使胃气不易从心下向上提升，而更多地注入下方的肾，超越肾的气化功能极限，肾气携心下饮或"上冲胸"，或上冲头出现"头眩"，苓桂术甘汤主之。

　　心下及肾中有水气故"脉沉紧"、"身为振振摇"。在这种状态下又误用发汗，造成肌、肉、筋的津液丧失，筋失所养则抽动痉挛。此种状态不适合用苓桂术甘汤。（图49）

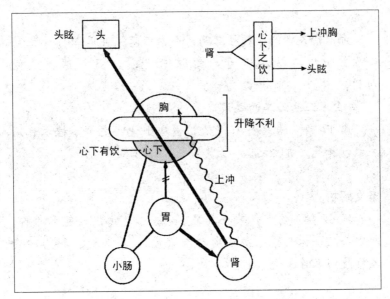

图 49

◆关于动经

经(經)据《大汉和辞典》十八

　　摇（《淮南子》，精神训）

　　熊经鸟伸（注：动摇也）

巠（坙）据《大汉和辞典》

①地下水；②垂直直立的波；③水，广阔的样子；④地
名；⑤作坙。

可见经（經）与痉（痙）相通。

因此"动痉"的意思就是抽动痉挛。

参考条文

《金匮·痉湿暍病脉证第二》

第4条　太阳病，发汗太多，因至痉。

第5条　夫风病下之则痉，复发汗必拘急。

第6条　疮家虽身疼痛，不可发汗，汗出则痉。

第7条　病者，身热足寒，颈项强急，恶寒，时头热，面赤目赤，独头动摇，卒口噤，背反张者，痉病也。

动经和痉病皆因误发汗（或误下）等引起津液丧失所致，病理机制相近，症状上动经较痉病为轻。

苓桂术甘汤

①第67条　……发汗则动经，（身为振振摇者），……——"燥"

真武汤

②第82条　……心下悸，头眩，身瞤动，振振欲擗地者，……——"湿"

①伤津，②伤湿导致筋失所养。

同样是痉病，治疗上却有所不同，伤津用瓜蒌桂枝汤，伤湿用葛根汤。

处方解析

四两茯苓祛除肾的水气，助肾气化。三两桂枝使从肾上冲至头胸的气切换到从胃至心下→胸→肺方向。二两白术祛除心下之饮，并使其经小肠、膀胱从尿排出，调节心—胸的升降。甘草守胃，阻止胃气更多地行于下方的肾。

白术：治心下饮

茯苓：治肾水且除胸胁之水

《金匮·痰饮咳嗽病脉证并治第十二》

第16条　心下有痰饮，胸胁支满，目眩，苓桂术甘汤主之。

第17条　夫短气有微饮，当从小便去之，苓桂术甘汤主之，肾气丸亦主之。

《金匮要略》中苓桂术甘汤的条文有2条，其病理基本同于《伤寒论》第67条。下面只对"胸胁支满"、"短气"予以解析。

"胸胁支满"

心下有饮，当胸、心下升降不利时，饮可及胸、胁，并进一步进入膈的出入通道，为此出现了胸、胁支满。（图50）

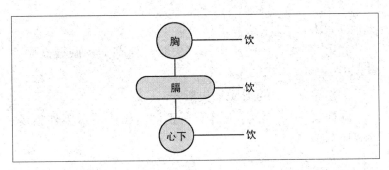

图50

"短气"

胸、心下升降不利，结果导致肺的宣散肃降不利，引起"短气"。

"肾气丸亦生之"

苓桂术甘汤证为胃的守胃机能失调，心下有饮，注入肾的胃气已超越肾的气化能力，形成上冲和水气。病理上，原

174

因在胃，已影响到肾。

相反肾气丸的首要病因在于肾的气化作用失调，肾的气化作用不及胃，胃气出现障碍，胃饮内生并上升至心下，结果导致胸、心下升降不利，引发"短气"。

苓桂术甘汤证：胃气（↓）→饮→心下饮
肾气丸证　：肾气（↓）→胃气（↓）→饮→心下之饮

两张处方的症状表现相同，病理机制相异，特放在一处进行解析。

茯苓桂枝甘草大枣汤

条文

第65条　发汗后，其人脐下悸者，欲作奔豚，茯苓桂枝甘草大枣汤主之。

方　茯苓半斤　桂枝四两去皮　甘草二两炙　大枣十五枚擘

上四味，以甘烂水法，取水二斗，置大盆内，以杓扬之，水上有珠子五六千颗相逐，取用之。

《金匮·奔豚气病脉证治第八》
第5条　同《伤寒论》第65条。

条文解析

第65条　发汗后，其人脐下悸者，欲作奔豚，茯苓桂枝甘草大枣汤主之。

发汗使皮、肌的气津及脉外卫气（气津）丧失。汗为胃之气津，所以发汗后胃的气津受损，导致胃的守胃机能失调。此外发汗使后通卫气丧失，又使肾气受损，导致肾的气化作用衰弱，肾中水气内生。同时脉外卫气的丧失，使心包的气津受到损伤，导致心包气阴两虚。为代偿发汗过多，气津一时性地从心下向上（→胸→肺）、向外（→肌）过度供给，一次发汗运行机制结束后，反而引起心下的升降出入机能失调。胃气不行于上方（未至心下），主要行于下方、肾。因肾的气化作用已经衰弱，有水气存在。肾中过剩的气和病理产物水气，乘心包气阴之虚而欲上冲。以上为"脐下悸，欲作奔豚"的病理机制。（图51）

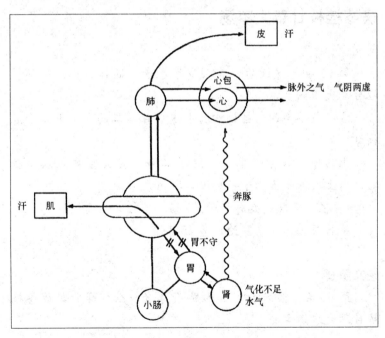

图51

处方解析

茯苓祛除肾水，桂枝使从肾→心包的上冲趋势发生转变。炙甘草守胃，生成胃的气津。大枣同样守胃，在生成胃的气津的同时，补益心包气阴。茯苓、桂枝改善心下的升降出入。茯苓又将胃津上引至心包（通利三焦），润心包，并直接发挥安神作用。炙甘草、大枣所生成的胃的气津，由桂枝、茯苓运至心包，以补心包气阴。

茯苓①去肾的水气。
　　②心下的升降。
　　③通利三焦（将胃津运至心包）。
　　④安神。

桂枝　①胃→心下〈胸→肺→心包
　　　　　　　　　　肌
　　②平抑肾气的上冲。

大枣　①守胃津，生气津。
　　②安神。

炙甘草　守胃的气津，生气津。

茯苓桂枝五味甘草汤

条文

《金匮·痰饮咳嗽病脉证并治第十二》

第37条　青龙汤下已，多唾口燥，寸脉沉，尺脉微，手足厥逆，气从少腹上冲胸咽，手足痹，其面翕然如醉状，因复下流阴股，小便难，时复冒者，与茯苓桂枝五味甘草汤，治其气冲。

　　方　茯苓四两　桂枝四两去皮　甘草三两炙　五味子半升

　　上四味，以水八升，煮取三升，去滓，分温三服。

　　请参考已在前面桂苓五味甘草汤中所做的论述，在此省略。

茯苓甘草汤、茯苓泽泻汤

总论

　　茯苓甘草汤、茯苓泽泻汤只用了二两桂枝，较之苓桂剂，目的并不在于抑制来自肾的上冲。两张方子中的桂枝，是为了将胃气从胃上引至心下→胸→肺，可以说桂枝主心下→胸升降中的升。（图52）

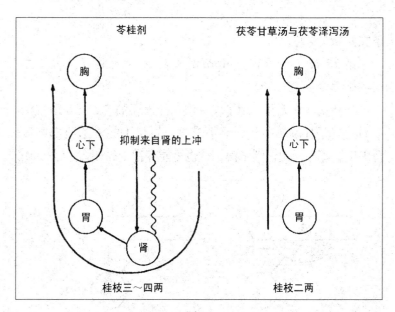

苓桂剂　　　　　　　　茯苓甘草汤与茯苓泽泻汤

胸

心下

抑制来自肾的上冲

胃

肾

桂枝三～四两

胸

心下

胃

桂枝二两

图52

　　两方均用了三～四两生姜，可窥视出胃中饮的存在。为了有助于祛除胃饮，还用了白术。

茯苓甘草汤

条文

第73条　伤寒，汗出而渴者，五苓散主之。不渴者，茯苓甘草汤主之。

方　茯苓二两　桂枝二两去皮　甘草一两炙　生姜三两切

上四味，以水四升，煮取二升，去滓，分温三服。

第356条　伤寒厥而心下悸，宜先治水，当服茯苓甘草汤，却治其厥，不尔，水渍入胃，必作利也。茯苓甘草汤。

条文解析

第73条　伤寒，汗出而渴者，五苓散主之。不渴者，茯苓甘草汤主之。

伤寒病本来无汗，用了发汗法，汗出而渴者，五苓散主治，不渴者茯苓甘草汤主治。心下有饮，胃津不能外达肌部则渴。胃中生饮，心下无饮则不渴，饮也可能存在于膈和胸。（图53）

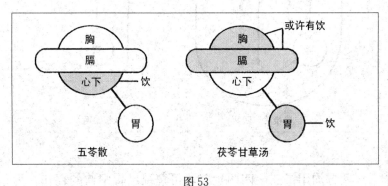

图53

第356条　伤寒厥而心下悸，宜先治水，当服茯苓甘草汤，却治其厥，不尔，水渍入胃，必作利也。茯苓甘草汤。

伤寒病四肢厥冷，心下悸，当先治疗水气，宜用茯苓甘草汤。不治疗水气，反而去治疗厥，必定会引起下利。

胃中有饮，胸、膈也有饮，胸、膈、心下升降出入不利，脉外之气及前、后通卫气不得外出则"厥冷"。在胸、膈、心下升降不利的基础上，因有胃饮，胃气不得内守上升至心下则"心悸"。这些病证的病因在于胃中有饮以及胸、膈处有饮，为此用茯苓甘草汤进行治疗。见到"厥"便投与四逆汤类，胃饮下注小肠会引起"下利"。

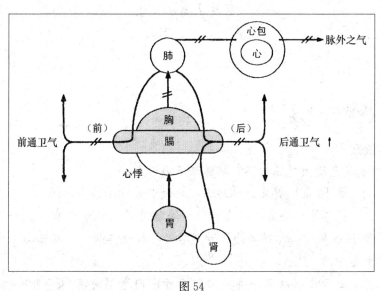

图 54

处方解析

二两茯苓祛除胸、膈之饮；三两生姜鼓舞胃气，祛除胃饮；甘草补胃气守胃气；桂枝二两主要用来调节胸、膈、心

下的升降（升）。（图 55）

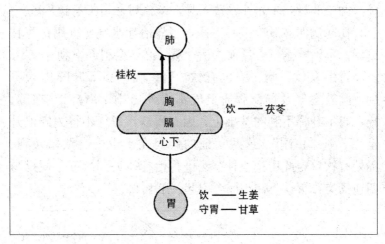

图 55

茯苓泽泻汤

条文

《金匮·呕吐哕下利病脉证治第十七》

第 18 条　胃反，吐而渴，欲饮水者，茯苓泽泻汤主之。

茯苓泽泻汤方　外台云治消渴脉绝胃反吐食之有小麦一升 茯苓半斤　泽泻四两　甘草二两　桂枝二两　白术三两生姜四两

上六味，以水一斗，煮取三升，内泽泻再煮取二升半，温服八合，日三服。

条文解析

《金匮·呕吐哕下利病脉证治第十七》

第18条　胃反，吐而渴，欲饮水者，茯苓泽泻汤主之。

胃反病为饮存在于胸、膈、心下及胃中，胃气上逆则"呕吐"，胃津不达口中则"渴"，欲饮水者可治。如果不祛除胸、膈、心下及胃中之饮，即使饮水也会呕吐而出。

胃反：《金匮·呕吐哕下利病脉证治第十七》

第5条　……朝食暮吐，暮食朝吐，宿谷不化，名曰胃反。

第16条　胃反呕吐者，大半夏汤主之。千金云，治胃反不受食，食入即吐，外台云，治呕心下痞鞭者。

处方解析

胸、膈之饮由茯苓，心下之饮由白术、泽泻，胃中之饮由白术、泽泻、生姜祛除。甘草守胃，桂枝主胸、膈、心下的升降（升）。茯苓将胃中之津向三焦通利，使口中渴得愈。

与茯苓甘草汤相比，茯苓泽泻汤证中饮多在胸、膈、心下及胃。

	茯苓泽泻汤	茯苓甘草汤
茯苓	八两↑	二两
桂枝	二两	二两
生姜	四两↑	三两
白术	三两	
泽泻	四两	
甘草	二两	一两

甘草干姜茯苓白术汤

条文

《金匮·五脏风寒积聚病脉证并治第十一》

第16条　肾著之病，其人身体重，腰中冷，如坐水中，形如水状，反不渴，小便自利，饮食如故，病属下焦，身劳汗出，衣里冷湿，久久得之，腰以下冷痛，腹重如带五千钱，甘姜苓术汤主之。

方　甘草二两　白术二两　干姜四两　茯苓四两

上四味，以水五升，煮取三升，分温三服，腰中即温。

（甘草干姜汤：甘草四两炙　干姜二两炮）

条文解析

《金匮·五脏风寒积聚病脉证并治第十一》

第16条　肾著之病，其人身体沉重，腰中冷，如坐水中，形如水状，反不渴小便自利，饮食如故，病属下焦，身劳汗出，衣里冷湿，久久得之，腰以下冷痛，腹重如带五千钱，甘姜苓术汤主之。

肾著病，身体重，腰冷，就如同坐在水中。看似水气病，但口反而不渴，小便自利，饮食与以前没有变化，当病属下焦。劳动时出汗，内里的衣服被汗浸湿，持续长时间的话就会出现腰以下冷痛，腹部如挂着五千钱钱币一样，身体发沉。甘姜苓术汤主之。

腰为肾之腑，肾之外候。穿着被汗浸湿的衣服，湿侵入皮、肌、肉，表现出腰部症状。伤湿故见"身体重"，证属寒湿故腰冷如同坐在水中一样。看似为水气病，但口不渴，小便自利故非水气病。胃的受纳作用未出现障碍则"饮食如故"。

肾著病，名称上用了"肾"一词，实为肾的外腑（腰）之病，不是肾本脏的问题。"饮食如故"提示胃也没问题。总之出汗后穿着汗湿发冷的衣服，寒湿之邪从开启的腠理侵入皮、肌、肉，尤其影响到腰部肌、肉而发病。五脏六腑没有异常，属于体表外壳皮、肌、肉的病证。（图56）

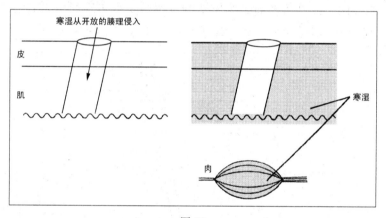

图56

病因为寒湿，以湿为主。外湿从开放的腠理直接侵入皮、肌、肉并弥散展开，阻碍皮、肌、肉中运行的皮气、肌气、脉外之气的运行，体表外壳中气的温煦作用降低，在湿较多之处会感觉发冷。肾著病的病理机制近似于《金匮要略·水气病》第28条"黄汗之为病……以汗出入水中浴，水从汗孔入得之……"。在黄汗病中，腠理的开闭异常偏于闭塞，结果导致肌、肉郁热内生。而在肾著病中，腠理偏于开放，无郁热生成，湿又使外壳之气的运行失调反而自觉发冷。

甘草干姜茯苓白术汤证的病因不一定只限于未换下潮湿的衣服，在湿气较重的地方居住时也同样。相反也可见内部阴阳失调，胃饮内生，游溢外肌并经腠理在皮部发病者。

处方解说

干姜四两、甘草二两温胃助胃，鼓舞胃气，以温通脉外之气、皮气、肌气。茯苓、白术促进皮、肌回流，以祛除肌、肉，尤其腰部肌、肉中寒湿。四两干姜可能具有发汗作用。《本经》"干姜，……温中止血，出汗。"（图57）

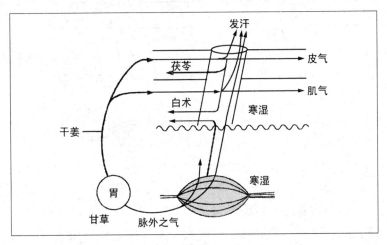

图 57

尽管体表外壳中有湿，但本方仅用了二两白术，与此同时却用了四两干姜。服用苓姜术甘汤后"腰中即温"，说明四两干姜鼓舞温煦了胃气，并使胃气巡行体表外壳，热气使湿做汗外泄。治疗"风湿相搏"的甘草附子汤也仅用了二两白术，却并用附子二枚、桂枝四两，也是通过发汗来祛湿。

五 苓 散

条文

第71条　太阳病，发汗后，大汗出，胃中干，烦躁不得眠，欲得饮水者，少少与饮之，令胃气和则愈。若脉浮，小便不利，微热消渴者，与五苓散主之。

方　猪苓十八铢去皮　泽泻一两六铢　茯苓十八铢　白术十八铢　桂枝半两去皮

上五味，捣为散，以白饮和服方寸匕，日三服。多饮暖水，汗出愈，如法将息。

第72条　发汗已，脉浮数，烦渴者，五苓散主之。

第73条　伤寒汗出而渴者，五苓散主之。不渴者，茯苓甘草汤主之。

第74条　中风，发热六七日不解而烦，有表里证，渴欲饮水，水入则吐者，名曰水逆。五苓散主之。

第141条　病在阳，应以汗解之，反以冷水潠之。若灌之，其热被劫不得去，弥更益烦，肉上粟起，意欲饮水，反不渴者，服文蛤散。若不差者，与五苓散。寒实结胸，无热证者，与三物小陷胸汤，白散亦可服。

第156条　本以下之，故心下痞。与泻心汤，痞不解，其人渴而口燥烦，小便不利者，五苓散主之。

第244条　太阳病，寸缓、关浮、尺弱，其人发热汗出，复恶寒，不呕，但心下痞者，此以医下之也。如其不下者，病人不恶寒而渴者，此转属阳明也。小便数者，大便必硬，不更衣十日，无所苦也。渴欲饮水，少少与之，但以法救之。渴者，宜五苓散。

第 386 条　霍乱，头痛，发热，身疼痛，热多，欲饮水者，五苓散主之。寒多，不用水者，理中丸主之。

《金匮·痰饮咳嗽病脉证前治第十二》

第 31 条　假令瘦人，脐下有悸，吐涎沫而癫眩，此水也。五苓散主之。

《金匮·消渴小便利淋病脉证并治第十三》

第 4 条　脉浮小便不利，微热消渴者，宜利小便，发汗，五苓散主之。

第 5 条　渴欲饮水，水入则吐者，名曰水逆，五苓散主之。

《金匮·黄疸病脉证并治第十五》

第 18 条　黄疸病，茵陈五苓散主之。

方　茵陈蒿末十分　五苓散五分。

上二物和，先食饮方寸匕，日三服。

（一方寸匕 西汉时一寸：2.31cm 东汉时一寸：2.375cm）

参考条文

《金匮·痰饮咳嗽病脉证并治第十二》

第 2 条　其人素盛今瘦，水走肠间，沥沥有声，谓之痰饮。

第 7 条　水在肾，心下悸。

第 12 条　夫病人饮水多，必暴喘满。凡食少饮多，水停心下，甚者则悸，微者短气。

《伤寒论·辨可发汗脉证并治第十六》第 79 条"五苓散"与《金匮要略·消渴小便利淋病脉证并治第十三》第 4

条"五苓散"相同。

辨发汗后病脉证并治第十七第102条"五苓散"与第71条"五苓散"相同。

辨发汗吐下后病脉证并治第二十二第277条"五苓散"与第156条"五苓散"相同。

五苓散的条文，在《伤寒论》有8条，在《金匮要略》有4条（包括茵陈五苓散在内）。其中《金匮要略》中的2条与伤寒论的第71条、第74条相同，因此总计条文数为10条。

五苓散证或见于发汗后，或因其他误治，或出现在某一病程中，表现为胃中津液丧失胃中干的状态。与此同时，因三焦气化作用失调，三焦水道尤其是肌→心下→小肠→膀胱的回流不利，在这些部位出现了湿或饮的停滞，此与胃中干状态恰好相反。再者膀胱气化作用失调所出现的小便不利，又加重了三焦水道的停滞。虽然三焦机能失调，湿饮等病理产物停滞，但因失调程度相对较轻，1次仅用一方寸匕（约0.1g）散剂，米汤送服，1日3次，便可使三焦水道机能得以恢复。水道通调，之后饮用大量温水入胃中，可润胃中干。三焦水道机能不利时，即使饮用水或水入即吐，或不得入胃直接从心下流入小肠、膀胱，无法生成津液而被利用。体表外壳的湿，随着回流通路的恢复利水而解，随之腠理机能的恢复发汗而解。即便存在风邪，也可随发汗外泄。

五苓散证的问题在于肌→心下→小肠→膀胱的三焦水道（回路）机能失调，关键在于心下有饮，致使心下的升降出入不利及膀胱气化功能失调。

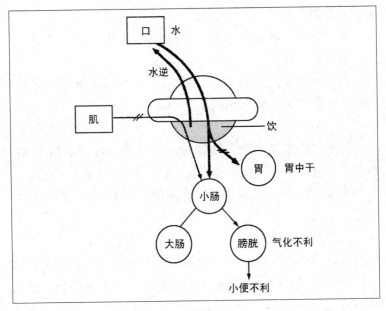

图 58

处方解析

五苓散一方寸匕（约 0.1g），1 日 3 回，用米汤送服。之后大量饮用温水，大量出汗后得愈。条文中尽管没有叙述，当然也有利水后，出现转机而治愈。

白术、泽泻 ——肌水
茯苓 ——皮水 } 对应使用
白术、泽泻 ——心下饮
猪苓、茯苓、泽泻 ——膀胱水饮

猪苓能直接作用于膀胱，加强利水作用（通过排尿）。

桂枝加强了三焦的气化作用，改善腠理机能，由腠理自身的力量将残留的表邪外散，同时还能提高膀胱气化功能，使小便不利得以治愈。

五苓散使回流通路，即从肌→心下→小肠→膀胱→尿（三焦）的机能得以恢复，之后饮用大量的温水以补胃津。五苓散为散剂，每次 1.0g，服用量很小，其并不能直接利水或发汗。当人体三焦的生理机能衰弱，湿、饮等病理产物内生，以及风邪残留肌表时，少量散剂使人体生理机能恢复正常，最终在正气的作用下表邪及病理产物被自然驱除。五苓散使三焦水道通利，之后饮用大量温水来补充胃津，在某种意义上可将温水视为君药。茵陈五苓散为五苓散中加入茵陈，具有五苓散的作用和茵陈的"去湿热、退黄"作用（详见《经方药论》的茵陈蒿项）。

条文解析

第 71 条　太阳病，发汗后，大汗出，胃中干，烦躁不得眠，欲得饮水者，少少与饮之，令胃气和则愈。若脉浮，小便不利，微热消渴者，与五苓散主之。

消渴：口渴严重，即使大量饮水也不能缓解。多数情况下多尿，但也有小便不利如五苓散证。

参考条文

《金匮·消渴小便淋病脉证并治第十三》

第 3 条　男子消渴，小便反多，以饮一斗，小便一斗，肾气丸主之。

太阳病发汗后，大汗出，胃中津液丧失则"胃干"，胃的虚热影响到胸则呈现"烦躁不得眠"的状态。对欲饮水者，与少量饮水，增加胃中津液后，胃中阴阳才得以调和，病才能治愈。

本病为单纯的胃津不足，其他器官、脏腑没有特殊异常。五苓散证可见脉浮，小便不利，微热，消渴，其中"脉浮"、"微热"提示仍有表证。膀胱气化也出现不利则"小便不利"。发汗过多又造成心下的升降出入不利。小便不利、肌湿、心下不利造成饮潴留在心下。无论饮用多少水，因为心下有饮，水无法从口向心下→胃运行，而是从口向心下→小肠→膀胱运行，不能变成胃津。为此胃津不足，口渴严重却饮不解渴，五苓散主之。（图 59）

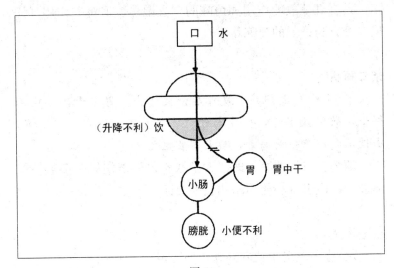

口 水

（升降不利）饮

胃 胃中干

小肠

膀胱 小便不利

图 59

第 72 条　发汗已，脉浮数，烦渴者，五苓散主之。发汗后因表邪残存故"脉浮"，发汗造成胃的津液丧失，虚热内生故"脉数"、"烦渴"。

其病机与第 71 条基本相同。

第 73 条　伤寒汗出而渴者，五苓散主之。不渴者，茯苓甘草汤主之。病机与第 71 条基本相同。

第 74 条　中风，发热六七日不解而烦，有表里证，渴欲饮水，水入则吐者，名曰水逆。五苓散主之。

中风，风邪入侵肌的卫分，发热六、七日不解。条文未明示，因汗出过多，胃的津液丧失，造成胃中干，胃中虚热传至胸引起"烦"。此中风类似桂枝汤证，因未行治疗，自汗导致汗液大量流失。在六到七天的中风证病程中，心下也不利，出现饮停心下。为此尽管口渴欲饮水，由于饮阻心下，水入则吐，称为水逆。第 74 条的病机也基本同于第 71 条。

第 156 条　本以下之，故心下痞。与泻心汤，痞不解，其人渴而口燥烦，小便不利者，五苓散主之。

误下致心下痞时投与泻心汤，服药后痞不解则非气痞。水饮停于心下，胃中津液不行，胃中干燥生热，导致"渴而口燥"。胃热上传胸引起"烦"。水饮使心下升降不利，加之膀胱气化失调，故"小便不利"，五苓散主之。

第 244 条　太阳病，寸缓、关浮、尺弱，其人发热汗出，复恶寒，不呕，但心下痞者，此以医下之也。如其不下者，病人不恶寒而渴者，此转属阳明也。小便数者，大便必硬，不更衣十日，无所苦也。渴欲饮水，少少与之，但以法救之。渴者，宜五苓散。

太阳病，脉浮，发热，汗出，小便不利，渴者，如第 71 条、第 73 条、第 74 条所述，五苓散主之。

除"知其不下者，病人不恶寒而渴者，此属阳明也。小便数者，大便必硬，不更衣十日，无所苦也"以外，本条的病机与第71条、第156条相同，为五苓散主治病证。

第386条　霍乱，头痛，发热，身疼痛，热多欲饮水者，五苓散主之；寒多，不用水者，理中丸主之。

霍乱病（非太阳病），邪从口直接入胃，在胃展开的正邪斗争，致使守胃功能衰弱，胃津被逐于心下，胃中干燥生热，出现"多欲饮水"。被驱赶的胃气涌向肌部则"发热"。不得内守的胃气，从心下沿直达路上冲头部则"头痛"。胃气多行于肌部及直达路，向上行于肺及心包的反而减少，故脉外之气减少，进而影响肉中营血运行，则"身疼痛"。因心下不利及膀胱气化失调，不论饮用多少水，终究不得变成胃津，与此同时因排尿减少而潴留在心下、肌部，五苓散主之。邪侵入胃中，胃中阳气被阻碍，胃中寒饮内生，不欲饮水者，理中丸主之。

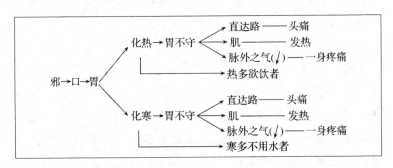

《金匮·痰饮咳嗽病脉证并治第十二》

第31条　假令瘦人，脐下有悸，吐涎沫而癫眩，此水也。五苓散主之。

心下停饮，饮上逆于口则"吐涎沫"，沿直达路上冲头则"癫眩"。因心下停饮，胃气不得行于上、行于外，过度注入到肾，得不到肾的气化而成为水气，肾中水气上冲则"脐下悸"。（图60）

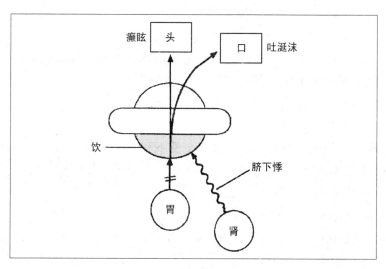

图 60

本条的病理与苓桂术甘汤相近。此时的心下饮是由于心下机能失调所致，投与五苓散一方寸匕（约1g），1日3次，便可改善。而对苓桂术甘汤证的心下不利，因心下之饮及肾中水气较多，用五苓散很难取得良效，此时就不能用五苓散，必须用苓桂术甘汤煎剂。

《金匮·消渴小便利淋病脉证并治第十三》
第4条　脉浮小便不利，微热消渴者，宜利小便，发汗，五苓散主之。

第 5 条　渴欲饮水，水入则吐者，名曰水逆，五苓散主之。

《金匮·消渴小便利淋病脉证并治第十三》的第 4 条、第 5 条条文与《伤寒论》第 71 条、第 74 条相同，在此省略解析。

《金匮·黄疸病脉证并治第十五》
第 18 条　黄疸病，茵陈五苓散主之。

肌→心下→小肠→膀胱所组成的回流通路机能障碍，小肠分别功能丧失，部分"浊"游溢肌部而生"黄疸"。用茵陈五苓散通利回流通路，则黄疸得以治愈。

◆对黄疸病的补充说明、关于小便不利

小便不通——谷疸
小便必难——谷疸
小便不利——酒疸
小便不利——大黄消石汤、茵陈蒿汤（《伤寒论》第 260 条）
小便自利——劳疸
小便自利——小建中汤

参考条文
《金匮·黄疸病脉证并治第十五》
第 9 条　脉沉，渴欲饮水，小便不利者，皆发黄。
第 16 条　诸病黄家，但利其小便，假令脉浮，当以汗解之，宜桂枝加黄芪汤主之。

黄疸病分为"小便不利"和"小便自利"两种类型。"小便自利"者并非真正的黄疸，属于虚劳（小建中汤）及

劳疸这二种，由于气血消耗而呈现出萎黄色。相反黄疸病必见"小便不利"，因小肠→膀胱功能异常（多由热引起），小便不利，停滞的水气与热相合而引起发黄。也就是说发黄者必见"小便不利"。

如《伤寒论》第278条"伤寒脉浮而缓，手足自温者，系在太阴。太阴当发身黄。若小便自利者，不能发黄。……"所述，小便自利时不可能出现发黄。

第141条　病在阳，应以汗解之，反以冷水潠之，若灌之，其热被劫不得去，弥更益烦，肉上粟起，意欲饮水，反不渴者，服文蛤散（服文蛤汤）。若不差者，与五苓散。寒实结胸，无热证者，与三物小陷胸汤，白散亦可服（与三物白散）。

文蛤散方　文蛤五两上一味为散，以沸汤和一方寸匕。汤用五合。

条文中的文蛤散当为文蛤汤。括号内容是对错简部分进行了订正。

条文解析

自古以来对《伤寒论》第141条颇多争议，在此结合我自己的认识，不仅对条文中的五苓散，也对文蛤汤、文蛤散进行解析。

太阳伤寒证，若属麻黄汤证，发热时投与麻黄汤，汗出便愈。同样情况，见到发热若用冷水喷（冷水潠之），用冷水浇（灌之），误治使热被内逼反而不得除，郁热亢盛，烦越来越加重，身上起鸡皮疙瘩（肉上粟起）。从本条文中"弥更益烦"可知，在"潠"、"灌"误治之前就有一些"烦"的症状。

◆关于太阳病中的烦

参考条文

第24条　太阳病，初服桂枝汤，反烦不解者，先刺风池、风府，却与桂枝汤则愈。

第46条　太阳病，脉浮紧，无汗，发热，身疼痛，……服药已微除，其人发烦目瞑。……麻黄汤主之。

第57条　伤寒发汗，已解半日许，复烦，脉浮数者，可更发汗，宜桂枝汤。

第38条　太阳中风，脉浮紧，发热恶寒，身疼痛，不汗出而烦躁者，大青龙汤主之。

第24条为桂枝汤证的"烦"。投与桂枝汤前便有"烦"，投与桂枝汤后"反烦，不解者"，经针刺治疗并再次投与桂枝汤后得愈。

第46条"其人发烦"为投与麻黄汤后出现的烦，并非太阳病的烦。

第57条为伤寒病的烦，对此用麻黄汤等发汗，看似治愈，因少量邪气残存在肌部，出现"复烦，脉浮数"时，宜与桂枝汤。

桂枝汤证原本的"烦"为正邪相争，受到鼓舞的胃气未行于邪气所在的肌部，而是过度地向上运行（胃→心下、膈→肺→心包），引起胸热而生烦。

第57条伤寒的烦与第38条的烦躁，为体表外壳（肌部、肉部）的郁热亢盛所致。寒邪外束皮部，皮腠闭塞，被鼓舞的胃气不得行于皮部，却过度地行于肌部、脉外，造成肌部、肉部中郁热亢盛。因有郁热故"脉紧"，脉外之气过剩故"脉数"，后者未在条文中述及。肌、肉部的郁热传到胃，加之气已在胸中出现过剩，产生蕴热而生烦。

以上是太阳病中"烦"的病理机制。阳明病的"烦"为胃热使守胃机能失调，胃热上升至胸所致。

太阳病之烦多不伴"渴"，阳明病之烦多伴"渴"。大青龙汤证虽为太阳病，但因肌、肉部郁热异常亢盛，郁热多传于胃，实际上很可能导致胃热（近似于太阳阳明并病），此时虽属于太阳病大青龙汤证，也会有"渴"的症状表现。

第141条为太阳病伤寒，寒邪外束皮部，郁热逐渐亢进而出现发热、略烦，此时误用喷水、浇水的治疗，郁热更加亢进，烦不断加剧。此病态与第38条大青龙汤证相近，无法用文蛤散"文蛤一味，以沸水五合（100ml）和服一方寸匕（1～2g）"来对应。而《金匮要略·呕吐哕下利病脉证治第十七》第19条中的文蛤汤，所用药物大不相同，为大青龙汤去桂加文蛤，完全可以应对以上病态。第141条所写"文蛤散"很可能为"文蛤汤"之误。对此清代柯琴在《伤寒来苏集》的《伤寒附翼·文蛤汤》中有同样论断，我赞同其说，"文蛤散"确为"文蛤汤"之误。

肌、肉郁热亢盛，却误用冷水喷浇，导致体表生湿。外部（肌肉）郁热，传于胃，本应"意欲饮水"，但并非胃热所致，加之存在湿邪，故表现为"反不渴者"，其病机与大青龙汤证相近。为此以文蛤汤来治疗郁热及湿邪。由此郁热这一主要病症得以解除，"若不差者"是指少量湿残存。湿或饮残留肌、心下，膀胱气化不利。因心下停饮，经口摄入的水液从心下并未流向胃，而是进入小肠，呈现出五苓散证样病理状态。

①经口摄入的水液呕吐而出（水逆）。

②摄入的水液经口流向→心下→小肠，并未经过胃。

"寒实结胸，无热证者，与三物小陷胸汤，白散亦可服。"

此条文将在结胸证处予以解析。

文 蛤 汤

条文

《金匮·呕吐哕下利病脉证治第十七》

第19条　吐后渴欲得水而贪饮者，文蛤汤主之（文蛤散主之）。兼主微风脉紧，头痛。

文蛤汤方　文蛤五两　麻黄三两　甘草三两　生姜三两　石膏五两　杏仁五十枚　大枣十二枚

上七味，以水六升，煮取二升，温服一升，汗出即愈。

（此条文的文蛤汤为文蛤散）

参考条文

《金匮·消渴小便利淋病脉证治第十三》

第6条　渴欲饮水不止者，文蛤散主之。

文蛤散方　文蛤五两

上一味，杵为散，以沸汤五合，和服方寸匕。

条文解析

《金匮·呕吐哕下利病脉证治第十七》

第19条　吐后渴欲得水而贪饮者，文蛤汤主之（文蛤散主之）。兼主微风脉紧，头痛。

文蛤汤条文中的"吐后，渴欲得水而贪饮者"近似于参考条文中文蛤散"渴欲饮水不止者"。仅就这两条的条文内容而言，就绝对不能用文蛤汤。多纪元坚在《金匮要略述义》中也谈到："按此条病轻药重，殊不相适，柯氏以此汤，移置于太阳下篇文蛤散条，仍考此条，乃是文蛤散证，彼此相错也。消渴篇曰，渴欲饮水不止者，文蛤散主之。可以互征矣。但兼主微风脉紧头痛一句，即汤方处主也。"指出文蛤汤与文蛤散存在错简。我们也赞同此观点。

而条文中"兼主微风脉紧，头痛"为文蛤汤的适应证。

对存在胃热的病证也可清胃热。条文中"兼主微风脉紧，头痛"提示寒邪外束腠理，风邪入侵肌肉，正邪相争的结果，生成郁热出现"脉紧"，如同大青龙汤证。郁热传到胃，胃气不得内守，胃气从心下沿直达路上升而出现"头痛"，用文蛤汤发汗祛邪清解郁热而愈。

处方解析

	麻黄	文蛤	桂枝	石膏	大枣	生姜	杏仁	甘草
文蛤汤	三两	五两		五两	十二枚	三两	五十枚	三两
大青龙汤	六两		二两	鸡子大	十枚	三两	四十枚	二两
越婢汤	六两			半升	十五枚	三两		二两

石膏鸡子大≈五两

文蛤汤与大青龙汤相似，除麻黄用半量外，石膏、大枣、生姜、杏仁、甘草的用量基本相同。

投与文蛤汤后"汗出即愈"，说明此方兼具发汗与清热之功（此点亦同大青龙汤）。寒邪外束皮毛，"肉上粟起"，但其皮部病理变化轻于大青龙汤，因此只用三两麻黄（大青龙汤用了六两）来行皮气，就可使发汗机制得以恢复。生姜使胃气向全方位供给，与麻黄并用，可助发汗。（图61）

麻黄　①胃→肺→皮气↗

　　　②胃→肺→心包→脉外之气↗

生姜　　胃→肌气↗

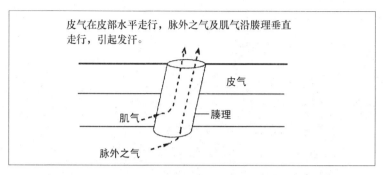

皮气在皮部水平走行，脉外之气及肌气沿腠理垂直
走行，引起发汗。

皮气

肌气━━腠理

脉外之气

图 61

麻黄、石膏、杏仁、文蛤清热利湿。文蛤具有将外部摄
入的水变换为内部津液的作用，因此对"渴欲饮水不止者"
也有疗效。大枣、甘草、生姜助胃气，守胃气。本方中五两
石膏（约 75g）主要用于清除肌、肉中的郁热，对同时兼有
胃热的病症也可清胃热。（图 62）

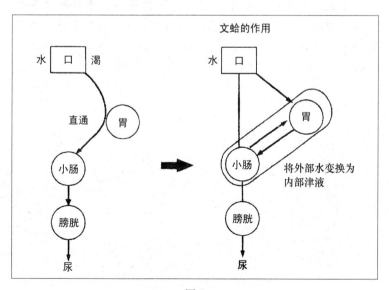

文蛤的作用

水　口　渴　　　　　　水　口

直通　胃　　　　　　　　　胃

小肠　　　　　　　小肠　　将外部水变换为
　　　　　　　　　　　　　内部津液

膀胱　　　　　　　膀胱

尿　　　　　　　　尿

图 2

文 蛤 散

条文

《金匮·消渴小便利淋病脉证并治第十三》

第6条 渴欲饮水不止者，文蛤散主之。

《金匮·呕吐哕下利病脉证治第十七》

第19条 吐后渴欲得水而贪饮者，文蛤汤主之（文蛤散主之）。

《伤寒论》141条（条文应归属于文蛤汤，在此省略。）

条文解析

以上各条文，皆叙述了胃、小肠将体外之水转化为体内之水（津液）的功能出现失调，因此不论饮用多少水，水都原封不动地穿胃而过，从尿排出，不能生成津液，用文蛤散治疗。

```
生理：水——→胃、小肠——→津液
病理：水——→胃、小肠 ——→水——→尿
            不能转化为津液
```

猪 苓 散

条文

《金匮·呕吐哕下利病脉证治第十七》

第13条 呕吐而病在膈上，后思水者解，急与之。思水者，猪苓散主之。

方 猪苓 茯苓 白术各等分

上三味，杵为散，饮服方寸匕，日三服。

（一方寸匕＝约1.0g）

猪苓散证为水饮停留在胸→膈→心下→小肠→膀胱，胃液反而不足，病机与五苓散相近。五苓散的水饮停留在心下以下，猪苓散的水饮停留在胸、膈，只是胃液不足状况不似五苓散那般严重。

猪苓散与五苓散的比较

从处方内容可知，两方每次用量均为一方寸匕。五苓散＝9/16猪苓散＋泽泻5/16＋桂枝2/16方寸匕。即五苓散约由1/2量猪苓散，1/3量泽泻，1/8量桂枝组成。反过来从猪苓散的角度来看，去掉五苓散中的泽泻、桂枝，而加倍使用了猪苓、茯苓、白术。

	猪苓	茯苓	白术	泽泻	桂枝
五苓散	18铢 （3）	18铢 （3）	18铢 （3）	30铢 （5）	12铢 （2）
猪苓散	1 ：	1 ：	1		

各药物作用的靶器官如下：

泽泻：肌→心下→小肠→膀胱→尿

白术：肌→心下→小肠→膀胱

茯苓：皮→胸、膈→心下→小肠→膀胱

猪苓：膀胱→尿

桂枝：①胃→肌→心下→肌

　　　　　　心下→肺→脉外卫气

　　　②加强三焦气化。

两散共同的病理在于心下留饮及膀胱气化不利，因心下→小肠→膀胱→尿的三焦通调水道机能失调，水饮停滞在心下与膀胱之间。两散均有胃津不足。不同点在于，猪苓散证在胸、膈处也有停饮，而五苓散证在胸、膈处没有停饮。五苓散证与猪苓散证都很可能伴有肌湿。胃津不足以五苓散证为著，故服用五苓散后必须饮用大量水。（图63）

在心下→小肠→膀胱→尿，即所谓三焦水道的功能失调方面，五苓散证为著。尤其是膀胱气化不利，五苓散证更为明显，故并用猪苓、泽泻、桂枝。两方均为散剂，对轻度三焦水道机能失调，湿饮等病理产物停滞，仅用散剂一方寸匕（约1.0g），1日服用3次来达到改善三焦功能的目的。

两者的病机相近，五苓散证胸膈处没有停饮，猪苓散证饮停胸膈（饮停心下为共同病机）。胃津不足以五苓散证为著。

参考条文

第141条　……寒实结胸，无热证者，与三物小陷胸汤，白散亦可服。

206

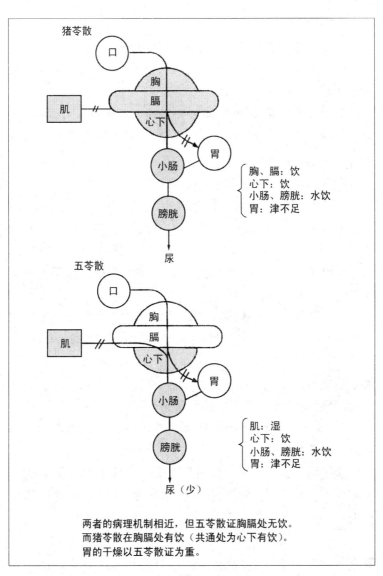

两者的病理机制相近，但五苓散证胸膈处无饮。
而猪苓散在胸膈处有饮（共通处为心下有饮）。
胃的干燥以五苓散证为重。

图 63

白散方

桔梗三分　巴豆一分去皮心熬黑研如脂　贝母三分

上三味为散，……强人半钱匕，……病在膈上必吐，在膈下必利。……

第166条　病如桂枝证，头不痛，项不强，寸脉微浮，胸中痞硬，气上冲咽喉，不得息者，此为胸有寒也，当吐之，宜瓜蒂散。

瓜蒂散方

瓜蒂一分　赤小豆一分

上二味，各别捣筛，为散已，合治之。取一钱匕，以香豉一合，用热汤七合煮作稀糜，去滓，取汁和散，温顿服之。不吐者，少少加。得快吐乃止。诸亡血虚家，不可与瓜蒂散。

如上所述，三物白散、瓜蒂散证的病理产物（无形之热、寒痰）存在于膈上、胸，通过呕吐而引起治愈转机。

条文解析

《金匮·呕吐哕下利病脉证治第十七》

第13条　呕吐而病在膈上，后思水者解，急与之。思水者，猪苓散主之。

饮停胸、膈、心下，导致胸、膈、心下升降不利，胃气上逆引发"呕吐"。呕吐后"思水"是由于呕吐造成胃津丧失。

处方解析

茯苓除胸、膈之饮；白术去心下之饮；猪苓提高膀胱气化功能，使饮从尿排泄而出。

猪 苓 汤

条文

第223条　若脉浮发热，渴欲饮水，小便不利者，猪苓汤主之。

方　猪苓去皮　茯苓　泽泻　阿胶　滑石碎各一两

上五味，以水四升，先煮四味，取二升，去滓，内下阿胶烊消，温服七合，日三服。

第224条　阳明病，汗出多而渴者，不可与猪苓汤，以汗多胃中燥，猪苓汤复利其小便故也。

第319条　少阴病，下利六七日，咳而呕渴，心烦，不得眠者，猪苓汤主之。

《金匮·脏腑经络先后病脉证第一》

第17条　夫诸病在脏欲攻之，当随其所得而攻之，如渴者与猪苓汤，余皆仿此。

《金匮·消渴小便利淋病脉证并治第十三》

第13条　脉浮发热，渴欲饮水，小便不利者，猪苓汤主之。

与第319条似乎有关连的条文

第284条　少阴病，咳而下利谵语者，被火气劫故也，小便必难，以强责少阴汗也。

第293条　少阴病，八九日，一身手足尽热者，以热在膀胱，必便血也。

猪苓汤证最突出的问题在于从外界摄入的水即便进入

胃，也不能在胃、小肠内有效地转换为体内之水（胃中津液）。水的质变机能出现异常，造成渴欲饮水，水原封不动地通过胃，没有生成胃津而导致胃中津液不足。同时因膀胱气化功能衰弱，小便不利，水原封不动地通过胃并留滞于膀胱。因水的出口阻塞，水（湿、饮）停滞于三焦水道（尤其是肌→心下→小肠→膀胱）。反之如第 224 条"汗出多而渴"，当胃中津液绝对不足时不得投与猪苓汤。猪苓汤中猪苓、茯苓、滑石、泽泻均为利水剂，将加剧胃津不足。

```
水的质变异常
    外界的水 ——→ 内部的水………胃的津液不足
水量异常
    胃热、多汗等造成胃中津液量绝对不足
```

外界摄入的水不能发生质变，引起胃中津液不足，导致胃的阴阳失调（阴虚阳盛）。胃的阳气失去阴的制约，不得内守，向外至肌部则"脉浮"、"发热"；向上至胸则"心烦不得眠"；至肺则"咳"；向口上逆则"呕"。膀胱气化不利，开合作用失调则"小便不利"。小肠分别大便、小便的作用失调，再加上膀胱气化不利，停滞在三焦水道的水液（湿或饮），流入大便则"下利"。

条文解析

第 223 条　若脉浮，发热，渴欲饮水，小便不利者，猪苓汤主之。

水的质变出现异常，不得生成胃津，出现"渴欲饮水"，水却原封不动穿胃而过。胃津不足，胃中阳气不得内守，漏于外肌则"脉浮"、"发热"。膀胱气化功能衰弱则"小便不利"，穿胃而过的水液，潴留在膀胱。由于膀胱对尿的排泄不良，水（湿、饮）便停滞于肌部、心下、小肠。

第224条　阳明病，汗出多而渴者，不可与猪苓汤。以汗多胃中燥，猪苓汤复利其小便故也。

阳明病，汗出多，口渴者为胃热致胃中津液不足。如此病证不得投与猪苓汤，因猪苓汤为利水剂，将更加剧胃津不足的局面。

第319条　少阴病，下利六七日，咳而呕，渴，心烦，不得眠者，猪苓汤主之。

少阴病，下利六七日。胃—小肠中水的质变转化失调，由口饮入的水从胃直穿而过。小肠对水液的分别作用失调，原封不动通过胃的水液未流向膀胱，而是流入大肠导致"下利"。生成胃津功能衰弱，胃中津液不足则"渴"；胃气不守，行于肺则"咳"；向上行于胸则"心烦不得眠"；向口上逆则"呕"。由于胃津不足，实际上吐不出什么东西。

《金匮·脏腑经络先后病脉证第一》
第17条　夫诸病在脏欲攻之，当随其所得而攻之，如渴者与猪苓汤，余皆仿此。
论述了处方用药的普遍法则，无需特殊解析。

《金匮·消渴小便利淋病脉证并治第十三》
第13条　脉浮发热，渴欲饮水，小便不利者，猪苓汤主之。
（同《伤寒论》第223条）

处方解析

胃、小肠将外部水转化为内在水（津液）的运化作用失调时，一两阿胶可恢复此功能。因为只是质变异常，故用一两阿胶就会取得效果。（在《伤寒论》、《金匮要略》中，直接补胃阴、肾阴及止血时，要用二～三两阿胶。）

水（湿、饮）停滞于三焦水道。滑石、泽泻作用于肌湿；泽泻作用于心下饮；猪苓、茯苓、滑石、泽泻作用于膀胱水饮，其中茯苓、泽泻且能提高膀胱气化功能。以上利水药的用量非常少，仅各用了一两，这是因为三焦水道不利为机能障碍，这4味药物主要用于提高三焦的气化功能。若直接用于排湿除饮，这4味药的用量显然是不够的。

猪苓汤还用于治疗淋证（现代医学的膀胱炎）。

参考条文

《金匮·消渴小便利淋病脉证并治第十三》

第7条　淋之为病，小便如粟状，小腹弦急，痛引脐中。

猪苓汤用于治疗尿痛、尿频、尿淋漓不尽、尿血等症状。下焦湿热内蕴，下焦的三焦水道（膀胱→尿）不利。阿胶修复因热所致的水道损伤，并可止血。猪苓、茯苓、泽泻、滑石分利湿热。滑石滑利水道，对淋病有效。举例而言，下水道中要保持排水通畅，若下水管道出现裂缝，排水就会不畅。阿胶、滑石不断修复下水管道，具有利水作用。

◆小便不利

小便不利的反义词是小便利（小便通利），小便不利有两重意思：①小便量减少，②小便排出不畅。

◆关于伤津、阴虚、血虚

广义的津液＝温暖 流动 水

广义的血　＝温暖 流动　红色物 和　　水
　　　　　　　　　　　狭义的血　狭义的津

狭义的气

1. 伤津与阴虚

两者均为水（津液）减少而导致滋润作用失调。急性热病等消耗了津液造成伤津，急性伤津或慢性伤津的结果导致伤阴。

通过食疗，津液得以补充，伤津可以完全恢复。然而伤阴不仅存在津液不足，并由此引起了组织损伤，经过治疗也可能不能完全恢复。

以舌为例加以说明。伤津时，舌及舌苔干燥，经清热生津的治疗后舌恢复原状。伤阴时，舌及舌苔干燥，或花剥，更甚者出现裂纹，治疗后舌及舌苔的润性恢复，裂纹却会残留。如此的组织损伤也会发生在身体的其他部位，称为阴虚。

伤津……津液不足

伤阴……津液不足→组织损伤

伤津、伤阴均为"温暖流动的水"中"水"的部分减少，相对而言"温暖"就变为→热，产生内热。在临床上，有时两者未被严格区别而统称为伤阴。

2. 血虚

广义的血＝温暖　流动　红色物　水

213

输血用血＝ 红色物 水

血的生成

通过摄取饮食，或脾胃动用储藏的胃气，先生成广义的津液，上升至肺，在肺的宣散作用下运送至心，此时接受肾的气化作用，精选津液中最好的部分变红成为狭义的血。

血的作用

营养、濡养、滋润全身

广义的津液通过三焦供给全身（开放循环系统）。另一方面广义的血通过血脉供给全身（闭锁循环系统）。闭锁循环系统能更有效地营养全身，如被阻断就会发生组织坏死。血约占全身重量的 1/3，少于津液的量。体重 60kg 的成人，全身的水分量为 39kg，血量为 4.6kg。

血虚

为广义的血中狭义的津液减少，滋润作用不足。虽然血中津液减少，但身体全部的津液量没有问题，只要全身的津液没有减少，就不会出现内热。西洋医学中的"贫血"，是以气虚为主，兼有血虚时可见血的滋润作用减弱。

狭义的血的原材料产自脾胃，为水谷精微。在此基础上，又加上肾的气化作用而生成。因此西医所说的"贫血"在中医学上是由于脾胃气虚或肾的气化不足引起。

作者介绍

江部洋一郎（えべ よういちろう）
　　1948 年出生
　　1972 年毕业于京都大学医学部
　　现任京都高雄医院院长（京都市右京区梅ケ畑畑町 3）

和泉正一郎（いずみ しょういちろう）
　　1941 年出生
　　1964 年毕业于京都药科大学
　　现任京都高雄医院理事